本书出版受广州市科技计划项目"疾病诊断相关分组医院管理研究与应用"（201704020208）资助

U0336382

编委会

总策划：余学清

主　编：袁向东

副主编：陈维雄　欧　凡

编　委：（按姓氏笔画排列）

文政伟　冯　欣　李　丹　李　璇

杨　坚　杨　洋　吴　粤　陈志添

陈泽波　卓战鸣　周小雕　周海波

赵淑媛　袁　勇　旋妮玲　梁允萍

蔡锦华　熊森林

按病种付费下 医院管理策略

AN BINGZHONG FUFEI XIA
YIYUAN GUANLI CELUE

主 编◎袁向东
副主编◎陈维雄 欧 凡

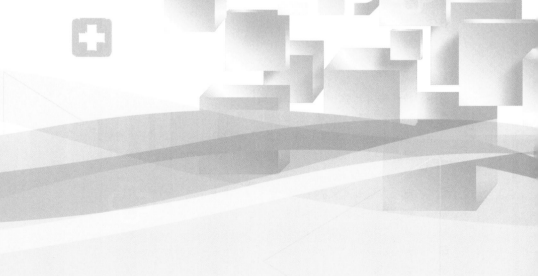

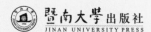
暨南大学出版社
JINAN UNIVERSITY PRESS

中国·广州

图书在版编目（CIP）数据

按病种付费下医院管理策略/袁向东主编；陈维雄，欧凡副主编. —广州：暨南大学出版社，2019.3（2019.7 重印）

ISBN 978 - 7 - 5668 - 2591 - 9

Ⅰ.①按…　　Ⅱ.①袁… ②陈… ③欧…　Ⅲ.①医疗费用—支付方式—研究—中国　Ⅳ.①R197.1

中国版本图书馆 CIP 数据核字（2019）第 048816 号

按病种付费下医院管理策略

AN BINGZHONG FUFEI XIA YIYUAN GUANLI CELUE

主编：袁向东　副主编：陈维雄　欧　凡

- -

出 版 人：徐义雄

策　　划：黄圣英

责任编辑：冯　琳　颜　彦

责任校对：陈皓琳

责任印制：汤慧君　周一丹

出版发行：暨南大学出版社（510630）

电　　话：总编室（8620）85221601

　　　　　营销部（8620）85225284　85228291　85228292（邮购）

传　　真：（8620）85221583（办公室）　85223774（营销部）

网　　址：http：//www.jnupress.com

排　　版：广州市天河星辰文化发展部照排中心

印　　刷：佛山市浩文彩色印刷有限公司

开　　本：787mm×1092mm　1/16

印　　张：13.5

字　　数：250 千

版　　次：2019 年 3 月第 1 版

印　　次：2019 年 7 月第 2 次

定　　价：68.00 元

（暨大版图书如有印装质量问题，请与出版社总编室联系调换）

序

改革开放 40 年来，我国经济社会建设取得巨大的成就，社会保障业也获得长足的发展。目前已经建成了包括养老、医疗、低保、住房在内的全世界最大的社会保障体系，基本养老保险覆盖超过 9 亿人，医疗保险覆盖超过 13 亿人。

党的十九大提出"健康中国"战略，将人民的健康和幸福摆在执政兴国的突出位置。这也为今后的医疗卫生事业改革与发展指明了方向。当前，医改已经进入深化期和攻坚期，利益调整更加复杂，体制和机制矛盾凸显。只有顺应历史潮流，积极应变，主动求变，才能与时代同行。"行之力则知愈进，知之深则行愈达。"医改现在所处的，是一个船到中流浪更急、人到半山路更陡的时期，是一个愈进愈难、愈进愈险而又不进则退、非攻不可的时期。只有医疗、医保、医药联动改革，整体协同推进，才能真正实现医保公平化、基本医疗服务公益化、医药供应市场化，最终实现综合效益最大化。

2017 年 6 月 30 日，国务院办公厅下发了《关于进一步深化基本医疗保险支付方式改革的指导意见》，标志着医保支付方式的改革进入了重点推行按病种支付的探索阶段，也是强化医保对医疗行为监管的开端。2018 年 3 月始，各级政府成立医疗保障局，为我国医疗制度建设与发展提供制度保障。

紧紧围绕医改目标，全面建立并不断完善符合我国国情和医疗服务特点的医疗保险支付体系，对于进一步深化改革意义重大。当下的工作重点是推行按病种付费改革。按病种付费的优点在于：促使医疗机构进行精细化管理、帮助科学合理控费、缩短住院时间、降低患者自费率、促进卫生资源的合理利用、改善医患关系。据不完全统计，目前全国超过三分之二的省级行政单位已实施或正在试点按病种收付费。从落实情况来看，推出的"打包"诊疗套餐覆盖百余病种，且多为常见病。在政策执行过程中，也暴露出一些问题，比如病种覆盖范围太小，应用范围受到限制；部分病种付费标准偏低，不利于医疗技术的发展等。

按病种付费，对医疗机构和医疗保险管理服务人员而言，是一项开创性的工作，没有现成规章可依托，没有既往经验可借鉴，完全凭借实践探索。医疗机构的管理层和医保管理人员甚至医护人员，既要保障医疗服务和质量，鼓励医疗水平的发展，又要兼顾合理控制医疗费用，充分发挥医保基金的使用率。为落实医保改革措施，促使工作顺利进行，广东省人民医院袁向东等同志以高度的责任意识和担当精神，组织编写了《按病种付费下医院管理策略》。该书立足于矛盾的结合点，横跨医保、医疗、病案质量、计划财务、信息化等多个领域，探索科学的医保管理之策，集经验总结、梳理问题和实用探索于一体，凝聚着医保管理者的心血和智慧。

医保改革是一个世界性的难题，涉及多方利益，涉及不同层次的人群和数百个病种。如此艰难复杂的任务，不可能毕其功于一役。唯有坚持从中国国情出发，发扬抓铁有痕的精神，坚持探索，科学设计，各方配合，并不断总结经验，继续前行。同时，要打造一支乐于学习、勇于实践的医疗管理和医保管理队伍，才能切实保障广大参保人员的基本医疗权益，保障医疗机构和医保制度的可持续发展。

姚志彬

二〇一九年二月二十日

前　言

我国自 1994 年开展基本医疗保险制度试点以来，基本医疗保险范围逐步扩大，2017 年全国参保人数超过 13 亿，占据全国总人口的 95% 以上，自此成为世界上最大的医疗保障体系。随着三医联动、分级诊疗、医联体等医疗改革的推进，医保支付方式改革的重要性也日益凸显。2017 年 6 月 20 日，国务院办公厅颁布《关于进一步深化基本医疗保险支付方式改革的指导意见》；2018 年 2 月 26 日，人社部发布《医疗保险按病种付费病种推荐目录》。此外，2018 年 3 月，国家正式成立国家医疗保障局，这标志着我国医疗保障事业正式进入大医保时代。

本书主要介绍按病种付费的基本理论，展示广东省实施按病种付费特别是目前正在执行的按病种分值付费政策的经验，分析其优势和存在的不足，并针对其在医院落实与实施过程中尚缺乏系统科学研究的问题，探讨性提出建立一套完善、标准的精准管理模式用于指导按病种分值付费政策的落实。本书第一章、第二章主要讲述了我国社会保障体系、基本医疗保障体系的概况，详细介绍医保支付方式和按病种分值付费的发展历程；第三章讲述了我国现行几种按病种付费方式的基本理论和操作模式；第四章提出了针对按病种分值付费的新型医院精准化管理模式，通过医保、医疗、病案、财务、信息、临床等多部门细化工作和协同合作，研究、探索出一套按病种分值付费的管理经验，探讨提出一套在本区域乃至全国可复制、可评价、可考核、可推广、可操作及医疗可及的精准管理新模式，实现医保费用精准管理，促进医疗质量精准提升；第五章讲述了三个已实施按病种分值付费的案例。

　　本书将理论和实践相结合,期望给广大医保管理人员、医务人员提供理论基础,指导日常管理工作,提高各级医院医保基金的使用效率和管理水平,促进医院发展,节约国家医保基金,降低患者的就医费用,惠于百姓,达到合理科学控制医保费用不合理增长,为助力解决我国"看病贵、看病难"的难题提供经验借鉴,最终实现"健康中国"的宏伟目标。

CONTENTS 目录

第一章

我国社会保障体系建设的发展历程及新医改政策

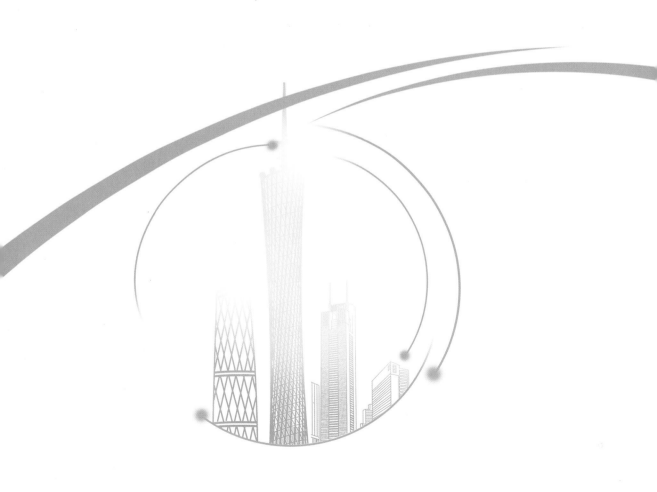

社会保障即国家和社会依法对社会成员基本生活给予保障的社会安全制度。它指的是社会成员因年老、疾病、失业、伤残、生育、死亡、灾害等原因而丧失劳动能力或生活遇到障碍时，依法从国家和社会获得基本生活需求的保障。通常国家依据法律制定相关的制度和规定以保证其社会保障政策的实施。

第一节　我国社会保障体系建设的发展历程

国际上，各国社会保障体系建设、发展及结构并不完全一致。福利国家以财政为支撑，建立的是无所不包的全民福利制度；以德国为代表的国家建立的是以缴费型社会保险为主体的全民保险制度；一些发展中国家则多建立有限的残补型保障制度。我国社会保障体系经过 60 多年的建设，逐步形成中国特色保障体系，特别是基本医疗保险制度基本实现了全覆盖，在全球各国医疗保障系统建设领域都称得上是一大突破性成就。

一、我国社会保障体系的结构

我国社会保障体系包括社会救助、社会保险、社会福利、军人保障、补充保障等，以养老保险、医疗保险、工伤保险、失业保险、生育保险这五大社会保险为核心。具体结构见图 1－1。

社会救助是维护底线公平的基础性保障制度，由财政负责供款，面向低收入或贫困阶层，负责为符合条件者提供生活救助、灾害救助及其他专项救助，是政府责无旁贷的职责与任务。社会保险是面向社会的基本保障制度，建立在劳资分责、政府支持的基础上，个人、单位、政府根据各自的工作状态承担各自的责任，实行权利与义务分担，解除劳动者在养老、医疗、工伤、失业等方面的后顾之忧。社会福利主要面向特定群体提供福利津贴、福利设施与社会服务，是需要政府主导、社会参与的保障系统，如老年人福利包括老年津贴、老年设施、老年服务等，残疾人福利包括残疾人津贴、康复设施、特殊教育等。军人保障是一个专门面向军人的综合保障系统，由国家财政承担供款之责。补充保障则是借助市场机制和社会力量设立的保障性项目，弥补法定基本保障的不足，通常包括职业福利、慈善事业、商业保险等，如属于职业福利范畴的企业年金在许多国家就成为社会保险的重要补充。我国目前也在企业、机关、事业单位逐步推行企业年金制度。

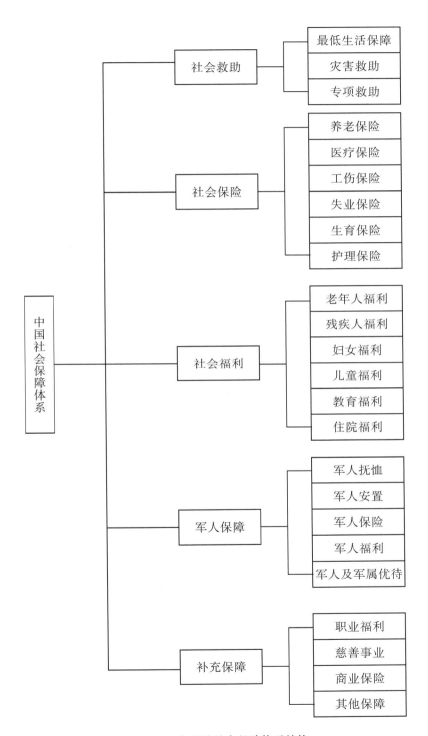

图 1-1　我国的社会保障体系结构

　　社会保障体系是由多个系统与项目组成的体系，不同的社会保障系统或项目承担着不同的社会保障责任，解决的是不同的民生与社会问题，也有着不同的财政来源、制度结构及运行机制。建立社会保障制度不仅要符合各国国情及所处的时代特征，而且要尊重社会保障制度的客观发展规律。我国目前仍然处于社会主义初级阶段，属于发展中国家，因而必须建立与我国国情相适应的具有中国特色的社会保障体系。

二、我国社会保险制度的结构

　　社会保险制度是社会保障体系最重要的组成部分。社会保险制度的建设必须与本国的发展及国情相适应。正处于并将长期处于社会主义初级阶段、地区发展差距与城乡差距较大等构成了我国的基本国情，这客观上决定了我国在相当长的时期内不可能走财政税收支撑的全民福利道路。经济发展情况、社会主义性质、人民的保障需求，决定了我国的社会保险制度更多地借鉴德国等国的经验，以缴费型社会保险为主体，并迅速巩固面向困难群体的社会救助制度，适时发展各项福利事业。同时，借鉴英国等国家的经验，逐步完善"健康守门员"制度；借鉴美国等国家的经验，推行商业保险作为基本医疗保险的补充，逐步完善我国的社会保险制度建设。社会保险制度的结构见图1–2。

　　在社会保险制度中，养老保险与医疗保险是最重要的两个部分。养老保险为达到退休年龄退休后的老年人提供生活需要的基本经济来源，是老年人晚年生活的经济保障，解决劳动者退休后的后顾之忧。医疗保险解除的是劳动者疾病医疗方面的后顾之忧，一些国家的医疗保险惠及其家属，甚至发展到了覆盖全民的健康保险。工伤保险是一项较为特殊的社会保险项目，建立在雇主赔偿的法律基础之上。我国的工伤保险以由企业缴费、受保人不缴费为典型特征，是雇主对劳动者所遭受到的工作伤害与职业病承担赔偿责任的具体体现，对雇主实行严格责任。失业保险保障的是劳动者的失业风险，其功能在过去主要是救济失业工人的生活，20世纪下半叶以后，大多数国家的失业保险实际上已经转化成为就业保障机制，即促进就业、预防失业的功能与救济失业工人的功能并重，这一转变使得失业保险具有了更为积极的效应。生育保险是基于保护女性劳动者权益而设立的一项社会保险制度，我国的生育保险甚至惠及配偶。

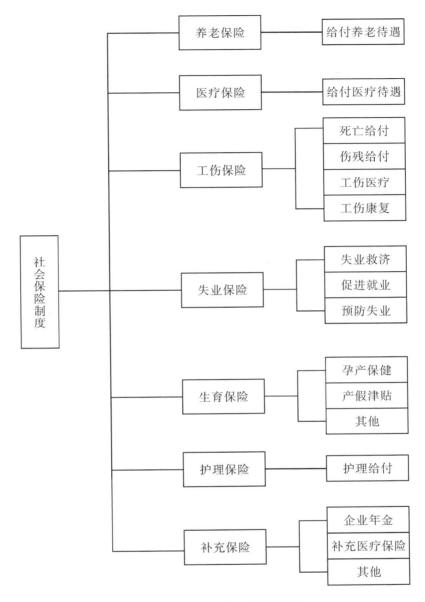

图 1-2　我国的社会保险制度结构

　　护理保险正在成为具有普遍意义的新型社会保险项目，它在 1994 年、2000 年先后在德国、日本建立，之后引起许多国家尤其是老年型国家的高度重视。随着人口老龄化尤其是高龄化时代的到来，老年人对生活照料与医疗护理的需求急剧扩张，护理保险也就日益成为劳动者需要的社会保险制度。我国不少城市已经陆续建立护理保险制度。

　　补充保险是社会保险制度的必要补充，包括企业年金、补充医疗保险等，是多层次社会保障体系的具体体现。由于社会保险只能为劳动者提供基本保障，如各国养老金的替代率大多在50%左右，我国现行的基本养老保险制度设计的替代率也是在60%以下，这意味着老年人仅靠基本养老金将难以保证晚年生活质量。因此，客观上需要建立企业年金、商业保险等补充保险，以弥补正式社会保险制度的不足。我国近几年也大力扶持企业年金等补充保险的发展。

为加快建设社会保障体系的步伐，国家先后出台了一系列政策。具体做法如下：

第一，完善失业保险机制，提高失业保险金支付能力。

第二，在养老保险方面，按照社会统筹和个人账户相结合的原则，统一全国养老保险制度。

第三，在医疗保险制度方面，有关部门根据《国务院关于建立城镇职工基本医疗保险制度的决定》，分别制定了有关定点医疗机构、定点药店、用药管理、诊疗项目、服务设施标准和结算办法的6个配套文件，基本建立起了适应市场经济要求的新医疗保险制度。

第四，建立城市居民最低生活保障制度。

2015年五项社会保险（含城乡居民基本养老保险）基金收入合计46012亿元，比上年增加6184亿元，增长15.5%；基金支出合计38988亿元，比上年增加5985亿元，增长18.1%。

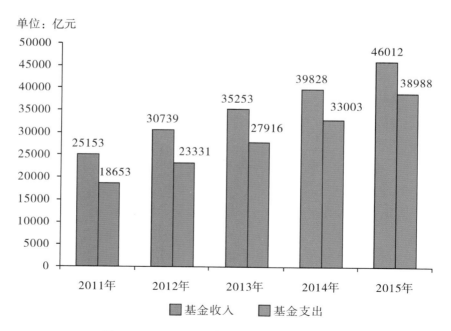

图1-3　2011—2015年社会保险基金收支情况

单位：万人

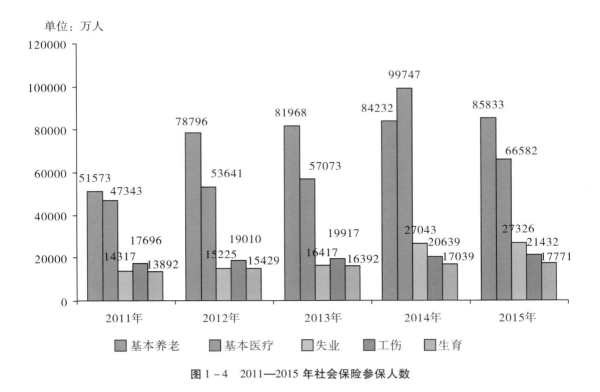

图 1 - 4　2011—2015 年社会保险参保人数

第二节　我国基本医疗保险制度的历史和现状

我国自 1994 年开展基本医疗保险制度试点以来，基本医疗保险范围逐步扩大，至 2017 年，全国参保人数超过 13 亿，占总人口的 95% 以上，成为世界上最大的医疗保障体系。在基本医疗保险制度逐步完善的同时，也建立了相关的法律制度。但与其他国家相比，我国医疗保险法律制度建立的时间短，立法、执法、司法等方面都还不成熟，甚至存在一些争议较大的法律问题和矛盾，诸如筹资机制的法律问题，基金结余与参保人待遇矛盾问题，居民参保的自愿性与强制性的立法问题，医保基金监管、使用、预算监督管理制度、公开性、透明性的法律问题，医保支付制度对医疗行为的影响问题等。随着医保工作的深入发展，解决这些问题，建立健全相关法律制度，显得越来越迫切。基本医疗保险制度是实现公民人权的基本权利制度之一，也是我国目前正在进行的医疗改革的"三驾马车"之一。医保改革能否成功，关系到医疗改革是否成功，它涉及面广，影响大，是国家的民心工程。

一、我国基本医疗保险制度体系概况

　　基本医疗保险制度是国家以立法的形式，为保障公民的医疗健康而建立的社会保障制度之一。它具有法定性、强制性、共济性和福利性的特点，以政府为主导，通过社会保险手段筹集资金，建立社会统筹和个人账户筹集保险基金，进行医疗费用支付，保证参保公民能够享受到最基本的医疗健康服务。我国医疗保险制度的组成结构如图 1-5 所示：

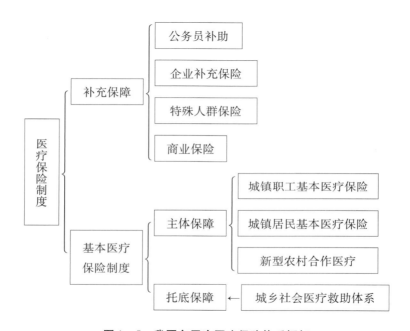

图 1-5　我国多层次医疗保险体系框架

　　统筹机制、分担机制、第三方付费制度（支付制度）是基本医疗保险制度的三大支柱，在基本医疗保险制度中起至关重要的作用。

　　我国基本医疗保险制度是在最初的公费医疗、劳保医疗及合作医疗制度基础上逐步建立发展起来的。目前主要包括城镇职工基本医疗保险、城镇居民基本医疗保险、新型农村合作医疗、城乡社会医疗救助体系。公费医疗目前只在少部分地区的机关事业单位存在，未来将逐步取消并入基本医疗保险制度。

　　（1）城镇职工基本医疗保险：1998 年国务院发布《关于建立城镇职工基本医疗保险制度的决定》（国发〔1998〕44 号），开始在全国范围全面进行职工医疗保障制度改革。

参保对象：城镇所有公立和民营企业、机关事业单位等用人单位的全体从业人员（职工），国家强制性要求这类群体参加城镇职工基本医疗保险。

（2）城镇居民基本医疗保险：随着 2007 年 7 月国务院印发《关于开展城镇居民基本医疗保险试点的指导意见》（国发〔2007〕20 号），城镇非从业居民的医疗保障问题有了明确的规定。

参保对象：城镇中不属于城镇职工基本医疗保险制度覆盖范围的其他非从业居民，包括在校学生（包括大中专在校学生）、少年儿童、老人和其他非从业城镇居民，采用自愿参保的形式。

（3）新型农村合作医疗：政府主导，主要由政府出资，农村居民缴纳小部分费用，针对农村居民的一项基本医疗保险制度。

参保对象：农村居民可以家庭为单位，自愿参加，个人缴纳小部分费用。

截至 2013 年底，城镇职工、居民基本医疗保险参保 5.7 亿人，新型农村合作医疗参保 8.02 亿人，参保率 95% 以上。

随着国家统筹医疗政策的逐步推进，部分城市将城镇居民基本医疗保险和新型农村合作医疗统一合并为城乡居民基本医疗保险，政府统一资助费用，个人统一缴费标准，仍然采用自愿参保制度，享受同样的基本医疗保险待遇，如广州市从 2015 年起将城镇居民基本医疗保险和新型农村合作医疗统一合并为城乡居民基本医疗保险。

（4）城乡社会医疗救助体系：城乡社会医疗救助体系是我国基本医疗保险制度的兜底层次，包括城市、农村医疗救助制度。主要为社会弱势群体中因贫困无力缴费而无法进入基本医疗保险制度体系，或进入基本医疗保险制度体系后个人无力承担医疗费用中自付费用的贫困人员提供帮助，使他们能够享有基本医疗保障。救助资金由政府财政提供，也可以吸纳社会捐助等其他来源的资金。据统计，2012 年，全国共医疗救助 8051 万人次，支出 203.8 亿元。我国的基本医疗保险制度经过 20 多年的发展，已经实现了"保基本、广覆盖、可持续"的医疗保障目标。十八大提出的"全覆盖"的目标，将会随着我国基本医疗保险制度体系的不断发展、完善而最终实现。

二、我国基本医疗保险制度的模式

目前各国采用的基本医疗保险制度包括福利型即国家（全民）医疗保险模式、社会医疗保险模式、商业保险模式、储蓄医疗保险模式。

我国目前的基本医疗保险制度，是一种具有中国特色的混合制度。城镇职工基本医疗保险采用强制性立法实施，规定用人单位缴费率应控制在职工工资总额的 6% 左右，职工本人缴费率一般为本人工资收入的 2%，个人缴纳小部分费用，企业缴纳大部分费用。设立个人基金账户，缴费一定年限后退休即不用缴费，可以享受退休医保待遇，这种制度结合了社会医疗保险模式和储蓄医疗保险模式。城镇居民基本医疗保险、新型农村合作医疗则采用自愿参加原则，个人缴纳小部分，国家补贴大部分，每年缴费，没有缴费不能享受待遇，没有个人账户，这种制度不属于任何一种常见的保险模式。国家同时设立城乡社会医疗救助体系，解决社会的弱势人群（包括城镇和农村居民）的基本医疗保障。商业保险是我国基本医疗保险制度的补充，公民可以根据自身的情况，由本人自主选择参加，与公民是否参加基本医疗保险无关。同时，目前的大病医保部分引进了商业保险的管理模式。

三、我国基本医疗保险制度立法的历史和现状

我国基本医疗保险制度立法具有中国特色，由于行政性管理在我国各项制度的制定、执行中占有重要的位置，我国基本医疗保险制度的立法包括政策性文件、部门规章、法规、法律等多种形式。从中华人民共和国成立初期，我国就以各种法律形式对医疗保险制度予以规范。《中华人民共和国宪法》《中华人民共和国劳动合同法》《中华人民共和国劳动法》等法律都对医疗保险制度作了相应规定，特别是 2010 年 10 月 28 日颁布、2011 年 7 月 1 日施行的《中华人民共和国社会保险法》（以下简称《社会保险法》）以专章（第三章，第 23～32 条）的形式对基本医疗保险作了规定。

我国医疗保险制度的发展主要经历了以下几个阶段：

1. 创立初期阶段（1950—1965 年）

政务院 1951 年颁布的《中华人民共和国劳动保险条例》，建立了劳保医疗制度，为企业职工提供基本医疗保障。1952 年发布的《关于全国各级人民政府、党派、团体及所属事业单位的国家工作人员实行公费医疗预防的指示》与 1953 年的《关于公费医疗的几项规定》，建立了公费医疗制度，解决了国家工作人员的基本医疗保障。1960 年卫生部《关于全国农村卫生工作山西稷山现场会议的报告》，初步建立了农村合作医疗制度。

2. 停滞阶段（1966—1977 年）

十年的"文化大革命"，对我国的医疗保险制度发展造成了严重的影响。负

责社会保障管理的劳动部、民政部、卫生部等长期处于瘫痪状态，社会保障工作基本无人管理，医疗保险制度立法工作处于停滞的状态。

3. 恢复重建阶段（1978—1989 年）

1978 年，五届人大决定重新设置民政部，全国社会保障管理有了主管的部门。1979 年，《农村合作医疗章程》（试行草案）制定，全国 90% 的地方实行了合作医疗。80 年代后，农村合作医疗逐渐减少消失。1988 年，国务院成立国家医疗保险制度改革研讨小组。1989 年，卫生部和财政部发布《公费医疗治理办法》。

4. 全面改革、基本医疗保险广覆盖阶段（1994 年至今）

1994 年，国务院在江西九江、江苏镇江开展基本医疗保险制度试点工作（简称"两江试点"），决定首先在这两个城市试点以城镇职工基本医疗保险制度取代劳保、公费医疗制度。1996 年，全国 40 多个城市加入试点工作。1998 年，国务院在总结以上城市试点基本医疗保险制度经验工作的基础上，印发《关于建立城镇职工基本医疗保险制度的决定》，决定在全国全面开展城镇职工基本医疗保险制度改革，城镇职工基本医疗保险制度拉开序幕。

2007 年 7 月，国务院制定了《关于开展城镇居民基本医疗保险试点的指导意见》，确定参保对象范围是原没有参加城镇职工基本医疗保险制度的在校学生（包括职业高中、技校、中专学生）、少年儿童和其他非从业城镇居民，主要目的是为以上参保居民的住院和门诊大病提供医疗保障。为解决灵活就业人员、农村居民的医疗保障问题，2009 年 1 月，国务院通过了《关于深化医药卫生体制改革的意见》，规定灵活就业人员可以自愿选择参加城镇职工或居民基本医疗保险，农村居民可以自愿选择参加城镇居民基本医疗保险或户籍所在地的新型农村合作医疗。2009 年 4 月，人力资源和社会保障部、财政部发布《关于全面开展城镇居民基本医疗保险工作的通知》。城镇居民、农村居民等中的非从业人员从此有了基本医疗保障。

2010 年 1 月，人力资源和社会保障部与财政部、卫生部共同发布《流动就业人员基本医疗保障关系转移接续暂行办法》，保障了参加基本医疗保险的参保人员在不同地方流动就业时能够连续参保，在不同地区就业的基本医疗保障关系得以顺畅接续。

为巩固和进一步扩大基本医疗保障覆盖面，进一步提高基本医疗保障水平，加强医疗服务、基本医疗保险基金管理，提高医疗保险经办机构的服务质量及推进其他改革，人力资源和社会保障部于 2010 年 6 月发布《做好 2010 年度医疗卫生体制改革工作的通知》。2010 年 10 月 28 日，第十一届全国人民代表大会常务委员会第十七次会议通过《中华人民共和国社会保险法》，立法从政策性文件、部门规章到正式的法律规定，法律法规体系不断健全。

第三节　新医改的历程及现状

一、新医改的历程

2009 年 3 月，国务院通过了《关于深化医药卫生体制改革的意见》和《2009—2011 年深化医药卫生体制改革实施方案》，明确规定：要进一步理顺医疗服务比价关系，适当提高临床诊疗、护理、手术以及其他体现医务人员技术劳务价值的医疗服务价格；按照"医药分开"的要求，逐步取消医疗机构销售药品加成。管办分开、医药分开，法人治理运行机制、财政价格补偿调控机制、医保付费机制等方面的医疗改革在各地试点展开，新一轮医疗改革不断推进。随后《关于建立全科医生制度的指导意见》《关于社会资本举办医疗机构经营性质的通知》等系列配套文件出台。

2010 年，医改渐入"深水区"，医改覆盖面取得了巨大进步。提前一年在全国范围内推开城镇居民医保，将在校大学生纳入城镇居民医保范围，保障范围也从重点保大病逐步向门诊小病延伸。

2011 年，公立医院改革深水博弈。改革逐步推开，如改革公立医院管理体制、运行机制和监管机制，推进公立医院补偿机制改革等。但因收费不合理、医疗服务不到位等各种原因，公立医院仍屡遭诟病。

2012 年，保基本、强基层、建机制。这是"十二五"医改规划的三项重点。保基本为加快健全全民医保体制，强基层为巩固完善基本药物制度，建机制为全面推进公立医院改革。

2013 年，基药目录扩容、大病医保启动、行业标准提高。2009 年新医改以来，国家出台一批医改政策，其中医药分开、医保控费、药品降价、基药目录扩容、基药招标纠偏、抗生素分级管理、新版 GSP（Good Supplying Practice，《药品经营质量规范》）和 GMP（Good Manufacturing Practice，《药品生产质量管理规范》）发布成为影响行业发展的最主要政策。

2014 年，深化公立医院改革、提高保障力度、支持社会办医。该年医改重点工作是：县级公立医院综合改革试点扩大到 1000 个县，覆盖农村 5 亿人口，扩大城市公立医院综合改革试点；城乡居民基本医疗保险财政补助标准提高到人均 320 元，在全国推行城乡居民大病保险；创新社会资本办医机制和推进医师多点执业。

2015 年，深化公立医院改革、药品价格改革、薪酬制度改革。国务院办公厅发布了 2015 年深化医改重点工作任务，提出所有县级公立医院取消药品加成（中药饮片除外），严禁给医务人员设定创收指标，公立医院优先配置国产设备和器械，药品实际交易价格由市场竞争形成，完善短缺药品供应保障和预警机制，将基本医保参保率稳定在 95% 以上。

2016 年，协调推进，三医联动。深化医疗、医保、医药联动，抓住了主要问题、主要矛盾。

2017 年，政府工作报告强调深化医疗、医保、医药联动改革。全面推开公立医院综合改革，全部取消药品加成，协调推进医疗价格、人事薪酬、药品流通、医保支付方式等改革。这意味着公立医疗机构破除以药补医的局面，更意味着机制方面的重大变化，具有里程碑意义。推进健康中国建设，城乡居民基本医疗保险财政补助每人每年由 420 元提高到 450 元，同步提高个人缴费标准，扩大用药保障范围。在全国推进医保信息联网，实现异地就医住院费用直接结算。完善大病保险制度，提高保障水平。全面启动多种形式的医疗联合体建设试点，三级公立医院要全部参与并发挥引领作用，建立促进优质医疗资源上下贯通的考核和激励机制，增强基层服务能力，方便群众就近就医。将分级诊疗试点和家庭签约服务扩大到 85% 以上地市。继续提高基本公共卫生服务经费补助标准。及时公开透明有效应对公共卫生事件。保护和调动医务人员积极性。构建和谐医患关系。适应实施全面两孩政策，加强生育医疗保健服务。支持中医药、民族医药事业发展。食品药品安全事关人民健康，必须管得严而又严。要完善监管体制机制，充实基层监管力量，夯实各方责任，坚持源头控制、产管并重、重典治乱，坚决把好人民群众饮食用药安全的每一道关口。

为具体落实政府工作报告关于医改的精神，国务院医改领导小组提出要准确把握新形势、新任务，在"五项制度"①上实现新突破，把医改的立柱架梁的任务抓好，重点抓好以下十项具体工作：

第一，全面启动医联体建设试点。

---

① "五项制度"是指：合理的分级诊疗制度、有效的现代医院管理制度、高效的全民医疗保障制度、规范有序的药品供应保障制度、严格规范的综合监管制度。

医联体是指区域医疗联合体，一个医联体是将同一个区域内的医疗资源整合在一起组成，通常包括一个区域内的三级医院与二级医院、社区医院、村医院，目的是将分级诊疗落到实处，使居民获得可及、可靠的医疗服务，切实解决百姓看病难的问题。

第二，以群众需求为导向，做实家庭医生的签约服务。

第三，推进医保支付方式的改革。

医保支付方式改革明确了用总额预付、按病种、按服务单元、按人头等预付方式取代按项目的后付方式；把临床路径与支付制度改革结合，支付制度改革与取消以药补医相辅相成。以医保支付方式改革为切入点，意味着以医保资金控制为核心，以解决看病难和看病贵为目的。支付方式从过去简单的行政管束和政府定价的方式，转变为建立医保部门和医疗机构的谈判协商机制，利用总额控制让医院自我控制成本与提高效率，在赋予医生处方自主权的同时，调动起医务人员的自我调节约束性和自我积极性，由此形成合理的医疗方案，优化诊疗效果和医保资金使用效率，重点就是实行按病种结算。

第四，全面完成城乡居民医保的"六统一"。

《国务院关于整合城乡居民基本医疗保险制度的意见》（国发〔2016〕3号）指明：通过整合城乡居民医保制度，提升服务效能，让城乡居民获得更多实惠。城乡居民医保的"六统一"，即统一覆盖范围，统一筹资政策，统一保障待遇，统一医保目录，统一定点管理，统一基金管理。

第五，全面取消公立医院药品加成。

全面取消公立医院药品加成，标志着以药补医时代的终结。医院的药品收益被切掉，意味着医院收入结构产生重大变化，收入渠道由原来的医疗收入、药品收入、财政补助收入三项，变成只有医疗收入和财政补助收入。

第六，认真开展公立医院薪酬制度改革试点。

人力资源和社会保障部、财政部、国家卫生计生委、国家中医药管理局《关于开展公立医院薪酬制度改革试点工作的指导意见》（人社部发〔2017〕10号）明确提出：人力资源和社会保障、财政部门根据当地经济发展、财政状况、工作量、服务质量、公益目标完成情况、成本控制情况、绩效考核结果等，按照"允许医疗卫生机构突破现行事业单位工资调控水平，允许医疗服务收入扣除成本并按规定提取各项基金后主要用于人员奖励"的要求，在现有水平基础上合理确定公立医院薪酬水平和绩效工资总量，逐步提高诊疗费、护理费、手术费等医疗服务收入在医院总收入中的比例。

第七，大力推行药品购销"两票制"。

《印发关于在公立医疗机构药品采购中推行"两票制"的实施意见（试行）的通知》（国医改办发〔2016〕4号）指出，"两票制"的目的很明显，即压缩药品虚高定价的空间。

第八，全面启动高值医用耗材的集中采购。

第九，通过对医疗机构的绩效考核，倒逼公立医院向公益性回归。

第十，加强医药卫生信息化建设。构建电子健康档案、电子病历数据库，建设覆盖公共卫生、医疗服务、医疗保障、药品供应、计划生育和综合管理业务的医疗健康管理和服务大数据应用体系，探索预约挂号、分级诊疗、远程医疗、检查检验结果共享、防治结合、医养结合、健康咨询等服务，形成规范、共享、互信的信息化诊疗流程。鼓励和规范有关企事业单位开展医疗健康大数据创新应用研究，构建综合健康服务应用。

2017年6月20日，国务院办公厅发布《关于进一步深化基本医疗保险支付方式改革的指导意见》（国办发〔2017〕55号），明确医保支付方式改革的重点方向：①实行多元复合式医保支付方式；②重点推行按病种付费；③开展按疾病诊断相关分组付费试点；④完善按人头付费、按床日付费等支付方式；⑤强化医保对医疗行为的监管。

二、最新医改政策概述

2017年政府工作报告中多处提及医改，如"深化医疗、医保、医药联动改革。全面推开公立医院综合改革，全部取消药品加成，协调推进医疗价格、人事薪酬、药品流通、医保支付方式等改革。深入推进教育、文化和事业单位等改革，把社会领域的巨大发展潜力充分释放出来"，"全面启动多种形式的医疗联合体建设试点，分级诊疗试点和家庭签约服务扩大到85%以上地市"等。2017年6月20日，国务院办公厅下发《关于进一步深化基本医疗保险支付方式改革的指导意见》，各地也相继出台有关医改的政策，主要包括：

1. 成立国家医疗保障局

为完善统一城乡居民基本医疗保险制度和大病保险制度，不断提高医疗保障水平，确保医保资金合理使用、安全可控，统筹推进医疗、医保、医药"三医联动"改革，更好地保障病有所医，将人力资源和社会保障部的城镇职工和城镇居民基本医疗保险、生育保险职责，国家卫生和计划生育委员会的新型农村合作医疗职责，国家发展和改革委员会的药品和医疗服务价格管理职责，民政部的医疗救助职责整合，组建国家医疗保障局，作为国务院直属机构。

国家医疗保障局有以下主要职责：

（1）拟订医疗保险、生育保险、医疗救助等医疗保障制度的政策、规划、标准并组织实施。

（2）监督管理相关医疗保障基金，完善国家异地就医管理和费用结算平台。

（3）组织制定和调整药品、医疗服务价格和收费标准，制定药品和医用耗材的招标采购政策并监督实施。

（4）监督管理纳入医保范围内的医疗机构相关服务行为和医疗费用。

同时，为提高医保资金的征管效率，将基本医疗保险费、生育保险费交由税务部门统一征收。

国家医疗保障局的具体职能为询价、购买和监管。

询价职能：国家医疗保障局作为参保者代表，以平等市场主体身份与医疗服务供方，以及药品与耗材供方平等协商定价。

购买职能：与医生、医疗机构和医药及耗材销售企业平等协商，在供需双方自愿基础上，以契约形式将接受约定的医疗机构纳入医保签约服务机构，将接受契约条款（主要是价格条款）的医药和耗材纳入医保目录。

监管职能：行使行政监管职能，作为买方对纳入医保的医疗服务实行契约式监管。

2. 破除以药补医机制

全面取消药品（中药饮片除外）加成。通过调整医疗服务价格、落实财政补偿和降低医院运行成本三种途径，并按8∶1∶1比例，弥补医院因实行药品价格"零加成"而减少的合理收入。其中，财政补偿部分按照"谁主办、谁负责"的原则落实。

3. 进行公立医院医疗价格改革

（1）动态调整基本医疗服务项目。

（2）完善新增医疗服务项目管理。及时受理新增医疗服务项目申请，简化审核程序、公开办理流程，新增医疗服务项目审核立项后，由医疗机构自主制定试行价格，试行期最长不超过两年。试行期满后，确定纳入基本医疗服务项目管理的，按规定由政府制定价格；未纳入基本医疗服务项目管理的，实行市场调节价。

4. 降低药品和卫生材料收入占比，严格控制医药费用不合理增长

到2017年，广东省区域医疗费用增长幅度降到10%以下；试点城市公立医院药占比（不含中药饮片）总体降到30%以下，医用耗材收入占比三级医院控

制在 10% 左右，百元医疗收入（不含药品收入）中消耗的医用耗材降到 20 元以下；到 2018 年底，医疗费用增长率、三级公立医疗机构人均门诊费用增长率、人均住院费用增长率不超过 7%。

5. 深化分级诊疗

推进基层医疗卫生机构首诊和双向转诊。完善分级诊疗保障机制。建立分级诊疗、转诊审批、异地转诊和双向转诊机制，综合运用行政、医保、价格等多种措施，促进形成合理就医秩序。探索对纵向合作的医联体等分工协作模式实行医保总额付费，引导双向转诊。

6. 探索医联体建设

探索多种医联体建设，包括：①城市主要组建医疗集团；②县域主要组建医疗共同体；③跨区域组建专科联盟；④边远贫困地区发展远程医疗协作网。

7. 进行医保改革

坚持以收定支、收支平衡、略有结余，着力保障参保人员基本医疗需求，促进医疗卫生资源合理利用，筑牢保障底线。

（1）整合职工基本医疗保险和城乡居民基本医疗保险制度。成立医保基金管理中心，整合并承担医疗保险管理、药品集中采购管理、基金支付和管理、药品采购和费用结算、医保支付标准谈判、定点机构的协议管理和结算等职能。

（2）健全全民医保体系，严格控制医保支付范围外的费用，开展长期护理保险制度试点。

（3）完善异地就医结算机制，实现全省、全国联网结算。

（4）强化医保对医疗行为的监管。将监管重点从医疗费用控制转向医疗费用和医疗质量双控制。分类完善科学合理的考核评价体系，将考核结果与医保基金支付挂钩。全面推开医保智能监控工作，实现医保费用结算从部分审核向全面审核转变，从事后纠正向事前提示、事中监督转变，从单纯管制向监督、管理、服务相结合转变。探索将医保监管延伸到医务人员医疗服务行为的有效方式，将监管考核结果向社会公布，促进医疗机构强化医务人员管理。

（5）深化支付方式改革。

①建立健全医保经办机构与医疗机构间公开平等的谈判协商机制、"结余留用、合理超支分担"的激励机制和风险分担机制。

②完善医保支付政策措施。严格规范基本医保责任边界，基本医保重点保障符合"临床必需、安全有效、价格合理"原则的药品、医疗服务和基本服务设施等相关费用。

③采取点数法的地区确定本区域（或一定范围内）医保基金总额控制指标后，不再细化明确各医疗机构的总额控制指标。逐步使用区域（或一定范围内）医保基金总额控制代替具体医疗机构总额控制。

④建立区域内医疗卫生资源总量、医疗费用总量与经济发展水平、医保基金支付能力相适应的宏观调控机制，控制医疗费用过快增长。

⑤逐步将日间手术以及符合条件的中西医病种门诊治疗、术前检查纳入医保基金病种付费范围。

⑥实行多元复合式医保支付方式。对住院医疗服务，主要按病种、按疾病诊断相关分组付费，长期、慢性病住院医疗服务可按床日付费；对基层医疗服务，可按人头付费；对不宜打包付费的复杂病例和门诊费用，可按项目付费。

⑦重点推行按病种付费。原则上对诊疗方案和出入院标准比较明确、诊疗技术比较成熟的疾病实行按病种付费。统一疾病分类编码（ICD－10）、手术与操作编码系统，明确病历书写及病案首页填写规范。

⑧开展按疾病诊断相关分组付费试点。探索建立按疾病诊断相关分组付费体系。按疾病病情严重程度、治疗方法复杂程度和实际资源消耗水平等进行病种分组，坚持分组公开、分组逻辑公开、基础费率公开，结合实际确定各组之间的相对比价关系，并动态调整完善。加快提升医保精细化管理水平，逐步将疾病诊断相关分组用于实际付费并扩大应用范围。疾病诊断相关分组收费、付费标准包括医保基金和个人付费在内的全部医疗费用。

⑨完善按人头付费、按床日付费等支付方式。支持分级诊疗模式和家庭医生签约服务制度建设，依托基层医疗卫生机构推行门诊统筹按人头付费，促进基层医疗卫生机构提供优质医疗服务。

⑩加强医保基金预算管理。各统筹地区结合医保基金预算管理完善总额控制办法，完善与总额控制相适应的考核评价体系和动态调整机制，对超总额控制指标的医疗机构合理增加的工作量，可根据考核情况按协议约定给予补偿，保证医疗机构正常运行。健全医保经办机构与医疗机构之间的协商机制，促进医疗机构集体协商。

8. 外配处方

部分城市已开始实施门诊指定慢性病（门慢）、门诊特定项目（门特）的药品，可通过医院开具的外配处方在定点药店配药，医保患者在这些定点药店购买医院外配处方药品，并享受医保待遇的手段。这既满足了患者的用药需求，又与破除公立医院以药补医的政策相适应，解决了目前困惑医院和参保人的问题。但外配处方的使用仍处于探索阶段，其推广和完善还需依靠医保基本药品目录逐步放宽和信息系统的成熟稳定运作。

第四节　医保支付方式改革及对医院的影响

医保支付方式包括按项目付费、按人头（次均）付费、按床日付费、总额控制（总额预付）、按病种付费［单病种付费、按病种付费、按病种分值付费、按病组分值付费、DRGs（Diagnosis Related Groups，按疾病诊断相关分组）付费］、复合支付等方式。

纵观医保支付的发展历程，最开始实行按项目付费，随着医疗水平的发展和人民的需求增加，医疗行业市场化改革，出现医疗费用增长过快、医保基金支出无法承受的问题。为解决此问题，逐步采取按人头（次均）付费、按床日付费等，虽然基金得到一定控制，但仍然超额。随后开始尝试"次均＋总额控制＋病种结算（早期）"等复合支付方式，虽然基金安全得到保障，但次均付费和总额控制等对医疗行为产生了消极引导，医院平时推诿危重病患者及临结算时费用不够拒收患者，高水平医疗机构因费用限制不敢收治太多疑难危重患者，各级医疗机构意见很大等问题更加突出。后来又衍生出按病种付费，从比较单一的单病种付费，逐步发展到按病种付费、按病种分值付费、按病组分值付费，最终实现 DRGs 付费。

一、主要付费方式的优缺点[①]

表 1－1　主要付费方式的优缺点

付费方式	优点	缺点
按项目付费	（1）医院能够为患者的病情选择最优的治疗方案，而不必考虑治疗费用问题；参保人可以得到较好的医疗服务 （2）付费简单易行，人力管理成本低	（1）医保费用无法控制和预测，容易出现医保基金超额 （2）医院过度医疗

---

① 黄华波．全民医保下的医疗服务监管［C］//中国医疗保险研究会．定点医疗机构医疗保险分管院长培训班讲义．2014：90．

（续上表）

付费方式	优点	缺点
按人头（次均）付费	（1）医院注意控制治疗成本，控制医保费用 （2）医保基金的支出可以预见	（1）容易出现治疗不足的风险 （2）医院可能会拒绝医疗服务需求较高的参保人 （3）医疗机构可能把费用转嫁给患者 （4）推诿重病患者 （5）低标准收住院 （6）分解住院
总额控制	（1）医院有较强的成本意识，自觉控制医疗费用 （2）总体费用的控制力度极强，医保基金支出可预测和可控 （3）可以灵活地与其他付费方式相结合，使支付方式更加合理	（1）医院承担过多的风险 （2）有治疗不足的风险 （3）可能出现年底推诿患者，平时推诿危重患者的现象 （4）医院医保部门不负责任、不作为
按病种付费	（1）医院成本意识提高，按标准合理诊疗，同时避免过度医疗 （2）是比较科学的、相对标准化的医疗服务和支付方式，有助于医疗行为的规范化	（1）可能有治疗不足的风险 （2）推诿重病患者 （3）医生可能尽量把诊断上靠到具有较高付费标准的类别 （4）医疗服务提供方可能分解住院 （5）信息要求高

　　目前我国各地主要采用了以上几种支付方式，每种支付方式各有其优缺点。北京、上海、天津主要采用总额控制的方式，对于控制基金的支出效果明显，但由于医疗技术、物价、患者就诊的不可预见性，医疗机构不可避免地出现年底拒收医保患者和危重患者的情况，基金管理机构不作为也备受非议。大部分省市地区采用复合的支付方式。1982 年 10 月，国外首次探索出 DRGs 付费作为新型医保支付方式，以缓解医疗费用不合理增长过快，取得了理想的成效，目前美国、德国等发达国家均将 DRGs 付费作为主要的医保支付方式，我国北京等城市的部分医院也正在试点 DRGs 付费。

二、某医院三年住院患者数据分析

表 1 - 2　2011—2013 年各类住院患者的人均住院费用情况比较

（单位：元）

患者类型	2011 年	2012 年	2013 年
全院	27512	27382	28815
本地医保	23143	22621	22039
自费	25380	26236	26114

从表 1 - 2 可知，该院全院、自费人均住院费用均略有上升。全院人均住院费用 2013 年比 2011 年增长 4.74%；本地医保住院患者的人均费用最低，2013 年比 2011 年下降 4.77%；自费住院费用 2013 年比 2011 年增长 2.89%。本地医保实行按人头定额付费，单病种实行人头限额付费的方式，实行费用控制；而异地医保实行按项目结算的方式，同时异地医保患者的病情相对较重和复杂，没有控费要求，故出现了费用的增长。从以上的例子可以看出，实行医保费用控制可以影响患者的住院费用。

三、支付制度中支付方式的不合理及对医院的影响分析

目前除了前述的支付方式外，不同地方还制定了定额结算、限额结算、大额结算及综合 ICU 的单独结算等模式。定额结算超额部分实行医院与医保基金分担机制；限额结算超额部分由医院负担，医保基金不予支付。大额结算是医保参保人基本医疗费用超过定额的 4 倍时，4 倍以上部分按不同医疗机构的评分等级的 70% ~95% 按项目结算，4 倍以下部分只支付医院 1 个医保定额。

由于实行大额结算医院要负担较多的费用，单病种实行限额结算，医院为了摊低人均医保费用，不得不对定额结算的病种采取收治一些低标准病人住院或分解住院的手段，给病人造成不便；同时或出现尽可能少收病情危重、复杂的病人的现象，以减轻医保费用的压力。

四、不合理支付制度造成医患矛盾

为了控制医疗费用的增长，医疗保险管理部门采用对医院约束力更大的总

额预算制，这种结算办法加大了定点医院的压力。一是实行费用总额控制后，医保经办机构分配给各定点医院的费用指标是固定的，而每个病人仍可以在多家医院灵活就诊，如此一来，医疗服务质量好、水平高、具有社会声誉的医院就会有更多的病人前来就诊，同时也意味着这部分医院将面临更大的医保费用超支风险。在这种压力下，医院就可能出现不愿、不敢提高医疗服务质量的现象，这与我国医疗卫生事业整体的改革目标是相悖的。二是实行费用总额控制后，医院"花别人的钱"的利益格局仍未从根本上改变，医保费用的浪费和流失问题未解决，费用超支风险依然存在。因此，从表面看，实行总额控制之后，医保经办机构的费用收支平衡，而费用超支所造成的损失只能由医院各自承担。

由于各种支付制度的缺点和不合理搭配，医院为了控制医保费用，不得不采用低标准住院、分解住院、控制住院患者费用（可能降低医疗质量）甚至拒收危重病人等措施，病人的医疗质量安全和保障受到影响，进而容易引发和激化各方的矛盾。一方面，医保参保人会感到不满，他们认为虽然参加了基本医疗保险，但事实上得不到医疗保障，导致医院与医保参保人的冲突加剧；另一方面，医保的政策引导在某些方面与医改的要求、医院的发展方向相背离，给医院造成困惑，从而引起了医院和医保经办机构的矛盾。最终出现了医院、医保经办机构和医保参保人三方之间关系没有理顺、关系紧张的尴尬局面。

（本章撰写人：袁向东）

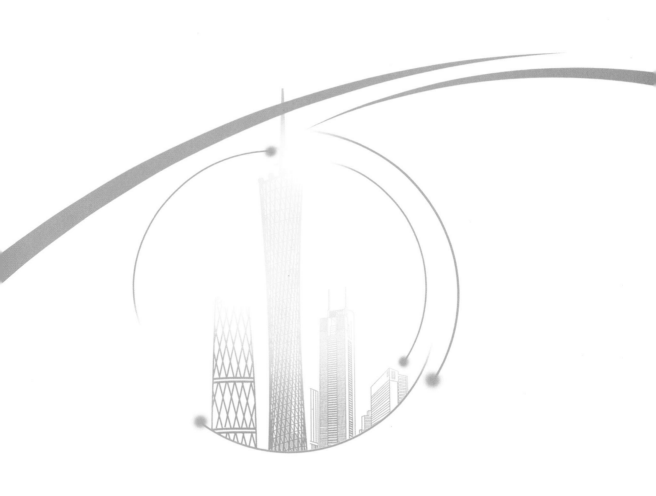

第二章

按病种付费与医改

在我国社会保障体系建设的发展历史中，医疗保险制度的建设是最重要的方面，而医保支付改革又是其中最为重要的改革。新医改的支付方式改革的重要手段，是实行以按病种付费为主的复合支付方式。

第一节　按病种付费发展历程

1951 年颁布的《中华人民共和国劳动保险条例》建立了劳保医疗制度，解决企业职工的基本医疗保障问题。1994 年，国务院在江西九江、江苏镇江开展基本医疗保险制度试点工作。1998 年，国务院在总结以上城市试点基本医疗保险制度工作经验的基础上，印发《关于建立城镇职工基本医疗保险制度的决定》，决定在全国全面开展城镇职工基本医疗保险制度改革，城镇职工基本医疗保险制度拉开序幕。2009 年 4 月，人力资源和社会保障部、财政部发布《关于全面开展城镇居民基本医疗保险工作的通知》。城镇居民、农村居民等中的非从业人员从此有了基本医疗保障。

随着医保覆盖的人群越来越多，医保支付占医院收入的比重越来越大，同时，医改政策不断深化，医保支付方式也从按项目付费、按人头付费到按病种付费不断完善。

2011 年，国家正式启动按病种付费方式改革试点工作，初衷是规范诊疗行为与控制医药费用不合理增长，其实施的基础则是自 2009 年就开始大力推行的临床路径管理，即明确并公开患有不同疾病的患者应该接受什么样的检查、治疗。在此基础上，按病种付费模式通过对统一的疾病诊断分类，科学制定出每一种疾病的定额偿付标准，社保机构按照该标准与住院人次向定点医疗机构支付住院费用。

自该模式开始试点，全国各地陆续有省市实施这一模式，安徽是其中的典型代表。2011 年，安徽省新农合率先开始实践，首批确定 20 组重大疾病在省级医院试点、25 组相对大病在地级市医院试点、20 组常见疾病在县级医院试点，并分别确定不同病种在不同级别医疗机构的报销比例，其中最高报销比例可达 70%。

按病种付费主要发展过程如下：

2009 年 3 月，国务院通过了《关于深化医药卫生体制改革的意见》和《2009—2011 年深化医药卫生体制改革实施方案》，明确规定"积极探索实行按人头付费、按病种付费、总额预付等方式"进行医保付费机制等医疗改革，开始提出按病种付费。

2011 年 5 月 31 日，人力资源和社会保障部发布《关于进一步推进医疗保险付费方式改革的意见》（人社部发〔2011〕63 号）指出，推进付费方式改革的任务和目标是结合基金收支预算管理加强总额控制，探索总额预付。在此基础上，结合门诊统筹的开展探索按人头付费，结合住院及门诊大病的保障探索按病种付费。住院及门诊大病医疗费用的支付，要与医疗保险统筹基金支付水平的提高结合。按病种付费可从单一病种起步，优先选择临床路径明确、并发症与合并症少、诊疗技术成熟、质量可控且费用稳定的常见病、多发病。同时，兼顾儿童白血病、先天性心脏病等当前有重大社会影响的疾病。具体病种由各地根据实际组织专家论证后确定。有条件的地区可逐步探索 DRGs 付费的办法。生育保险住院分娩（包括顺产、器械产、剖宫产）医疗费用，原则上要用按病种付费条件的方式，由经办机构与医疗机构直接结算。暂不具备实行按人头或按病种付费条件的地方，作为过渡方式，可以结合基金预算管理，将现行的按项目付费方式改为总额控制下的按平均定额付费方式。

2011 年 3 月，国家发展改革委和原卫生部联合印发《关于开展按病种付费方式改革试点有关问题的通知》（发改价格〔2011〕674 号），提出现阶段要在临床路径规范、治疗效果明确的常见病和多发病领域，逐步开展按病种付费试点工作。同时遴选了 104 个病种，供各地开展按病种付费方式改革试点时参考。已经开展按病种付费试点的地区，可结合国家公布的 104 个病种逐步扩大试点范围；尚未开展按病种付费试点的地区，可在国家公布的 104 个病种范围内遴选部分病种进行试点。

2015 年 4 月 26 日，国务院办公厅印发《深化医药卫生体制改革 2014 年工作总结和 2015 年重点工作任务的通知》（国办发〔2015〕34 号）提出深化医保支付制度改革。充分发挥基本医保的基础性作用，强化医保基金收支预算。因地制宜选择与当地医疗保险和卫生管理现状相匹配的付费方式，不断提高医疗保险付费方式的科学性，提高基金绩效和管理效率。推行以按病种付费为主，按人头付费、按服务单元付费等为辅的复合型付费方式。

2016 年 4 月 21 日，国务院办公厅发布《关于印发深化医药卫生体制改革 2016 年重点工作任务的通知》（国办发〔2016〕26 号）提出进一步深化医保支付方式改革。制定深化医保支付方式改革的政策措施，加快推进支付方式改革，控制医疗费用不合理增长。系统推进按人头付费、按病种付费、按床日付费、总额预付等多种付费方式相结合的复合支付方式改革。

2017 年 1 月，国家发展改革委、原国家卫生计生委、人力资源和社会保障部联合发布《关于推进按病种收费工作的通知》（发改价格〔2017〕68号），要求各地在前期改革试点基础上，进一步扩大按病种付费的病种数量，重点在临床路径规范、治疗效果明确的常见病和多发病领域开展按病种付费工作，鼓励将日间手术纳入按病种付费范围。各地二级及以上公立医院都要选取一定数量的病种实施按病种付费，城市公立医院综合改革试点地区2017年年底前实行按病种付费的病种应不少于100个。同时遴选了320个病种，供各地在推进按病种付费时使用。各地可在国家公布的320个病种范围内选择开展，也可根据当地实际自行确定具体病种。

2017年，国务院办公厅发布《关于进一步深化基本医疗保险支付方式改革的指导意见》（国办发〔2017〕55号），提出主要目标是从2017年起进一步加强医保基金预算管理，全面推行以按病种付费为主的多元复合式医保支付方式。各地要选择一定数量的病种实施按病种付费，国家选择部分地区开展按疾病诊断相关分组（DRGs）付费试点，鼓励各地完善按人头、按床日付费等多种付费方式。改革的主要内容是实行多元复合式医保支付方式。针对不同医疗服务特点，推进医保支付方式分类改革。对住院医疗服务，主要按病种、按疾病诊断相关分组付费。重点推行按病种付费。原则上对诊疗方案和出入院标准比较明确、诊疗技术比较成熟的疾病实行按病种付费。逐步将日间手术以及符合条件的中西医病种门诊治疗纳入医保基金按病种付费范围。做好按病种收费、付费政策衔接，合理确定收费、付费标准，由医保基金和个人共同分担。逐步统一疾病分类编码（ICD-10）、手术与操作编码系统，明确病历及病案首页书写规范，制定完善符合基本医疗需求的临床路径等行业技术标准，为推行按病种付费打下良好基础。开展按疾病诊断相关分组付费试点，探索建立按疾病诊断相关分组付费体系。按疾病病情严重程度、治疗方法复杂程度和实际资源消耗水平等进行病种分组，坚持分组公开、分组逻辑公开、基础费率公开，结合实际确定和调整完善各组之间的相对比价关系。加快提升医保精细化管理水平，逐步将疾病诊断相关分组用于实际付费并扩大应用范围。疾病诊断相关分组收费、付费标准覆盖范围包括医保基金和个人付费在内的全部医疗费用。

2018年2月，人力资源和社会保障部发布《关于发布医疗保险按病种付费病种推荐目录的通知》（人社厅函〔2018〕40号），并公布《医疗保险按病种付费病种推荐目录》，其中包括130种疾病（包括处理方式），要求各地确定不少于100个病种开展按病种付费。

2018年8月20日，国务院办公厅发布《关于印发深化医药卫生体制改革2018年下半年重点工作任务的通知》（国办发〔2018〕83号），提出深化医保支付方式改革。在全国全面推开按病种付费改革，统筹基本医保和大病保险，逐步增加按病种付费的病种数量。开展按疾病诊断相关分组付费试点。

从国家的政策及支付方式改革的发展历程来看，医保按病种付费是大趋势，对医改有着重要的作用。截至 2018 年 12 月，天津、河北、山西、内蒙古、辽宁、吉林、黑龙江、安徽、福建、湖北、浙江、重庆、四川、广西、河南、广东、江苏、山东、江西、海南、云南、陕西、宁夏、新疆、甘肃等地已经制定实行按病种付费的政策。

第二节　按病种付费对医改的作用

按病种付费的实质是医疗支付方式的变化，对推进医保支付制度改革具有关键性作用。我国早期实行按项目付费的支付方式，这是一种"后付制"的支付方式，由于购买方医保经办机构按照医疗机构产生的医疗费用支付，可以说是"不问价钱、只管买单"，再加上公立医院实行差额补偿，医疗机构为维持正常运转，难免出现大处方、大检查等过度医疗现象。

与"后付制"相对应的支付方式是"前付制"，也就是预先设定支付单元和支付标准。每一单元的医疗费用是事先设定好的，超额不予支付，这就倒逼医疗机构转换思路，把药品、耗材、检查等原本的收入来源转化为成本项，减少不必要的成本支出，节省医疗费用，从而降低患者负担。事实证明，通过医保支付制度改革来探索供方费用控制，从而激励与约束供方控制费用，既是国际医疗费用控制的基本趋势，也是国际医保改革的通行做法①。按病种付费按照"前付制"思路进行设置。医保经办机构通过统一的疾病诊断分类，根据不同的诊疗方式，科学制定出每种疾病的定额偿付标准（包括费用或分值），按照设定的支付标准、住院人次，向定点医疗机构支付住院费用，使得医疗资源利用标准化，医疗机构资源消耗与所治疗的住院病人的数量、疾病复杂程度和服务强度成正比，即疾病重，付费高；疾病轻，付费低。

一、有利于分级诊疗，避免出现推诿病人情况

分级诊疗制度，即按照患者所患疾病的严重程度进行分级，患不同级别疾

---

① "按病种付费"是医改的关键一招［EB/OL］．（2018－03－02）．http：//www.cnr.cn/chanjing/jiankang/20180302/t20180302_524149551.shtml.

病的患者到不同级别的医疗机构进行治疗，从而使不同级别的医疗机构之间有效地进行分工协作，最终实现医疗资源的最大化利用，形成合理有序的就医秩序①。

从医疗卫生服务体系建设来说，分级诊疗就是国家根据医疗发展和不同区域的人群，合理布局各种级别的医疗机构，不同级别、不同类型的医疗机构收治不同疾病的患者，同时不同级别的医疗机构又相互联系，形成一个功能定位不同又相互联系的医疗卫生服务体系，并建立与之搭配且高效合理的就医制度、支付制度，以期实现医疗资源的最大化利用。其核心为"基层首诊、分级诊疗、双向转诊"。

2017 年，国务院办公厅发布了《关于进一步深化基本医疗保险支付方式改革的指导意见》，提出有条件的地区可积极探索将点数法与预算总额管理、按病种付费等相结合，逐步使用区域（或一定范围内）医保基金总额控制代替具体医疗机构总额控制。采取点数法的地区确定本区域（或一定范围内）医保基金总额控制指标后，不再细化明确各医疗机构的总额控制指标，而是将项目、病种、床日等各种医疗服务的价值以一定点数体现，年底根据各医疗机构所提供服务的总点数以及地区医保基金支出预算指标，得出每个点的实际价值，按照各医疗机构实际点数付费，促进医疗机构之间分工协作、有序竞争和资源合理配置。完善医保支付政策措施，结合分级诊疗模式和家庭医生签约服务制度建设，引导参保人员优先到基层首诊，对符合规定的转诊住院患者可以连续计算起付线，将符合规定的家庭医生签约服务费纳入医保支付范围。探索对纵向合作的医疗联合体等的分工协作模式实行医保总额付费，合理引导双向转诊，发挥家庭医生在医保控费方面的"守门人"作用。

部分城市推行按病种分级诊疗改革，确定分级诊疗疾病及实施按病种付费。参保人原则上应选择居住地或发病时所在地附近基层医疗卫生机构进行首诊；病情超出基层医疗机构功能定位和服务能力的患者，由首诊（全科）医生提出转诊建议或意见，可向上级医疗机构转诊。按病种付费的分级诊疗病种在二级医疗机构的报销比例为城乡居民医保 65%，在职职工医保 75%，退休人员医保 80%；在一级医疗机构的最高限额费用为二级最高限额费用的 92%，报销比例提高 5%。

按病种付费按照疾病严重程度制定不同的支付费用，疑难重症的支付费用

---

① 齐力，王静. 北京地区医院推行分级诊疗制度的问题分析及建议［J］. 中国医疗设备，2018，33（6）：176－179.

高，这有利于大型综合医院收治疑难重症患者，避免以往支付方式导致的收治疑难重症严重超额，医院不愿意收治这类患者的情况。这也符合分级诊疗，有利不同级别医院收治不同的患者，避免出现推诿疑难重症患者的情况。特别是采用按病种分值付费是根据医院全年所得分值进行支付，如果推诿患者，会减少收治患者的数量，减少年终总分值，支付费用也会减少，从而倒逼医院不能推诿患者。

二、有利于控制医保费用的不合理增长，减轻参保人的负担

按病种付费的核心目标，就是利用医保支付杠杆，实现医疗行为合理控费。

按病种付费预先设定支付单元和支付标准，每一单元的医疗费用事先设定好支付费用，超额不予支付。实际治疗成本高，可能就超额。这就使医疗机构转换思路，注意控制诊疗过程的成本支出。以往药品、耗材、检查等可以产生利润，单元支付费用特别是按病种分值付费到年终才能知道单元费用，原来的利润来源转化为成本项，从而使医院减少不必要的成本支出，遏制各种形式的过度医疗、乱收费，节省医疗费用，从而减轻患者负担。

采用按病种付费，会促使医院调整结构，提高服务质量和效率，缩短检查检验报告出示时间，从而缩短平均住院日、提高医疗资源使用效率、维护医疗服务连续性，在缓解患者看病贵问题的同时提高医保资金使用效率。

以南京某三级医院为例，通过实施合理的单病种管理方法，单病种结算的2015 年与 2016 年同期相比，13 个单病种的平均住院日由 12.6 天下降至 11.9 天，收治病例由 7341 例上升至 8474 例，次均费用由 14940.7 元下降至 13346.9 元。在保证医疗质量的前提下，医院的运行效率提高，患者的经济负担减轻，达到了双赢的目的。[①]

医保支付费用定额规定总住院费用包括自费和自付部分，而按病种付费采用打包收付费，避免了以往采用医保费用定额时，医院为了降低医保费用，增加自费项目比例，加重参保人负担的问题。医院降低总的费用，参保人负担也同步减轻。部分地区还采用收付费制度，参保人只负担定额标准部分，超过部分由医院负担，从而逼迫医院控制成本。同时，按病种付费实行自费率限制，参保人自费比例下降，从而减轻参保人的负担。

---

① 杨月艳，季亚男，张蓉虹，等．"单病种付费制"对医院的影响［J］．江苏卫生事业管理，2018，29（4）：416－418．

三、有利于促进医院调整结构，加强精细化管理，提高医疗技术和服务

按病种付费单元支付费用与疾病的严重程度、医疗资源消耗和医生的劳动强度相关。这有利于医院调整结构。不同级别医院收治不同病人，疑难危重病人技术难度大，医疗资源消耗高，医保支付费用也高。医院只有通过提高医疗技术水平，加强专科建设，才能收治疑难危重病人。

由于按病种付费采用"结余留用、超支分担"的原则，医院要不出现超支情况，只有通过精细化管理，控制诊疗过程环节的实际医疗成本，才能降低治疗费用成本，提高效益。实行按病种付费后，科室经营绩效的指标必然会发生改变，这会直接影响医生的医疗行为和决策方式，使医生、医院主动争取在尽量短的时间内，采取尽可能节约成本的治疗方式，来达到满意的临床治疗效果。通过精细化管理，缩短住院时间，加快床位周转，节约医疗资源，整体提升服务绩效，医疗服务也会更精细化、人性化。在取得效益的同时，降低病人的医疗负担，更好地服务参保人。

四、对药品的影响

在按病种付费的支付方式下，由于医保支付医疗机构的费用仅与每个病例及其诊断诊治方式有关，而与医疗机构治疗该病例所花费的实际成本无关，因此药品和耗材的费用都将成为医院成本费用而非收入。特别是取消药品加成后，药品成为全成本的单位，一些药物滥用现象将会被遏制，如滥用疗效不明确的辅助用药、高质量名义下以超高价中标的外资药等。医院会将性价比高的药品作为首选，这将从根本上遏制医院用贵药的习惯。同时，只有用疗效明确、质量好的药品来治疗疾病，才能达到缩短病情、治好病及控制成本的目的。这将进一步压缩药价水分，有效改善过度用药和过度检查的问题。对药企而言，只有通过加大对品质好、成本低的药物研发力度，才能在激烈的市场竞争中生存下去。一些疗效不明确的药物将会受到比较大的冲击，医院过度医疗所使用的辅助用药、性价比低的药品等将会被停用和淘汰。①

---

① 刘牧樵. 国家全面推进按病种付费改革的挑战［EB/OL］. （2017 – 02 – 17）. http：// blog. sina. com. cn/s/blog_ 48fc7abd0102woq7. html.

五、对医院的影响及对策

按病种付费不仅对控制医疗费用上涨、减轻患者负担、推动分级诊疗具有重要作用，还有利于理顺患者、医保方以及医方的三方关系。医院是政策的最终执行者，所以对医院的影响也是最大的。

按病种付费管理涉及整个医疗流程各个环节，同时还涉及药品、耗材、医疗收费成本的核算，医疗质量的控制，医院内部管理、服务及内部利益分配等多方面，是一个十分复杂的系统工程。它对医院主要有以下有利影响：

1. 有利于医院提高医疗质量和服务水平，加强专科建设

按病种付费不仅在一定程度上提高了医疗质量，还有利于规范医务工作者的诊疗行为，从而使医院的管理水平和工作效率得到有效的提高。医院要在保障医疗质量的前提下通过降低医疗成本来获得利益，这也促使医院将诊疗方案不断向科学化、合理化完善。

2. 促进医院加强精细化管理

按病种付费实行病种定额付费，使医院的收入策略发生了变化。医院通过对病种标准进行核算，加强对病种成本的管理，一方面通过成本收入结构分析，降低诊疗成本支出，提高效益；另一方面通过缩短患者的住院时间，提高病床周转率，整体提高医院的运行效益。目前我国对按病种付费的定价机制不够完善，医疗服务价格低导致实际病种收入无法弥补病种成本的支出。因此医院要加强对病种的规范管理，从而实现质量与控费有机结合。实际病种成本的核算主要包括以下方面：一是对历史数据进行采集、统计、分析；二是确定病种的定额、成本的范围；三是确定病种成本的核算方法；四是确定病种的标准目标。

按病种付费使医院医保管理更加精细化。医院对医保进行精细化管理不仅有利于加强内控制度控制医疗费用，还有利于进一步规范医疗行为，更有利于获得广大群众的理解与认可。医院对医保的精细化管理也能够为医院的可持续发展提供有力的保障。

医院不仅可以通过完善医保架构，加强对医保工作的监督和管理来实施精细化管理，还可以通过提供精细化服务、规范细化相关制度以及加强对内重点培训考核等措施进行医保的精细化管理。[①]

① 王召军. 按病种付费对医院的影响及对策 [J]. 世界最新医学信息文摘，2018，18（48）：217.

3. 有利于医院加强病案管理，提高病案质量和管理水平

按病种付费以病案首页作为支付的依据，以出院主要诊断结合不同诊疗方式作为支付的标准。病案资料的质量直接影响着病种费用标准的建立和分组的确定，想要提高病种费用标准和疾病分组的准确性，就必须加强病案资料的准确度和可靠度。有些医院存在疾病编码不统一、诊断名称书写不标准、临床诊断码与 ICD－10 不一致等问题，医院必须明确病案管理的重要性，加强对病案管理的规范化，提高医务工作者对于病案管理的重视程度。

4. 有利于推进医院信息化、智能化建设的发展

按病种付费要求医院必须建立相应的信息系统端口，才能及时上传相关的申报信息、病历首页等数据。同时，为了做好精细化管理，必须对医疗行为、费用控制进行监管，建立完善的费用控制系统、智能审核系统，以及时提醒医师规范医疗行为，掌握费用的运行情况。

按病种付费在促进医院提高医疗质量和服务水平、加强专科建设和精细化管理的同时，也存在一些影响医院的问题：

（1）所有患者均采用统一的定额结算标准，没有考虑病情复杂疑难、合并症多、并发症多、高龄的患者情况，这类患者会消耗更多的医疗资源和医疗费用，导致医院出现医疗费用超额的情况。

（2）随着科学技术的进步，医疗新技术、新项目不断涌现，新技术、新项目的应用和发展有利于提高全民健康水平，但同时也增加了医疗费用。采用定额结算没有考虑医疗新技术、新项目的应用费用，这会影响医院运用和发展医疗新技术、新项目，尤其会妨碍高、精、尖医学科学技术的发展。

（3）按病种付费实施最高限价后，医务人员既要保证医疗质量又要考虑费用问题，增加了医疗风险。新技术、新项目、新型药品及耗材带来了医疗进步，但同时也提高了费用。为了控制费用，医院和医师会控制实行按病种付费管理的患者类型，导致同一疾病差异诊疗，有可能增加医患矛盾。

（4）按病种付费只取用出院第一诊断作为支付的诊断，对于存在并发症、并存病等的患者支付费用不足。医院为了避免超额，本可以让有并存病等问题的患者转科而转而使其出院，造成患者的不便。

在新的医改政策背景下，医院必须适应时代的发展与政策的要求不断地进行改革、创新，要明确按病种付费的本质内涵，还要对按病种付费的实行对医院的利弊有清晰的掌握，更要对按病种付费对医院未来的影响进行深层探究，从而找到有效的解决对策。按病种付费不仅有利于加强对医疗质量、专科建设

的管理，还在一定程度上促进了医院成本核算体系的进一步完善，使其进行精细化的管理，控制成本支出，从而促使经济效益提高。按病种付费的实行加强了医院的信息系统建设，使医院的管理更加信息化、智能化。医院不断提高服务质量和服务水平，结合按病种付费所发挥的最大价值提高自身的核心竞争力，从而推进可持续发展，最终达到患者、医保方和医方三赢。

（本章撰写人：陈维雄、陈泽波）

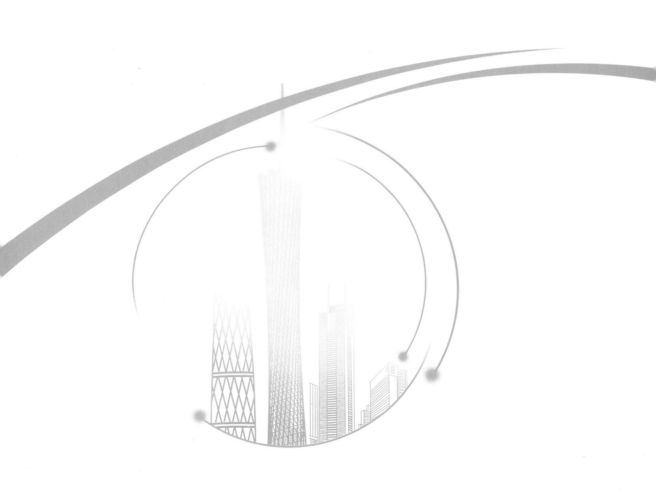

第三章

我国现行的按病种付费概念及操作

第一节　概念

按病种付费是以疾病的诊断为标识，由医保经办机构按预先确定的付费标准向医疗机构支付医疗费用的一种付费方式。一般按病种付费可以区分为以下方式：单病种付费、按病种付费、按病种分值付费、DRGs 付费。

（1）单病种付费：单病种是指单一的、不会产生并发症的疾病。常见的有非化脓性阑尾炎、胆囊炎、胆结石等。单病种付费是对单纯性疾病按照疾病分类确定支付限额的医疗费用支付方式，如广州市医保局规定的 32 个指定手术单病种用的就是单病种付费。

（2）按病种付费：以疾病的诊断为标识，由医疗保险经办机构按预先确定的付费标准向医疗机构支付医疗费用的一种付费方式。它是目前最常见的按病种结算方式，大部分用于术科的结算。主要根据历史数据统计出院第一诊断（主要诊断），结合相对应的手术操作，制定每一病种的支付费用。

采集的病种大部分以出院主要诊断作为标准，病人可能有并发症或其他并存病，但大部分地区均只采用主要诊断历史的次均住院费用作为支付标准。

手术操作与主要诊断对应关系必须与医保局的规定一致，否则不能按病种付费。如果出现叠加手术情况，部分地区只支付第一手术操作的费用，部分地区实行在主要诊断对应病种标准费用基础上增加 80% 的方式，部分地区出现叠加手术即不再纳入按病种付费，具体政策视各地情况而定。

当住院患者出现严重并发症，费用可能超过一定支付标准时，部分地区设置超 2 倍标准支付费用；患者住院费用低于一定的支付标准时，如部分地区规定的实际住院费用低于标准支付费用的 50%，即为费用偏差病例，不将其纳入按标准结算。

（3）按病种分值付费：按病种分值付费是指医保经办机构以基金总额控制为基础，对不同病种赋予不同的分值，根据患者出院累计分值与定点医疗机构进行费用结算的一种付费方式。

它的主要内容包括：基准病种、基准分值、分值库、全市每分费用计算、医疗机构分值计算、权重系数、考核系数、基金预算、基金决算、月预结算、年终结算、激励机制、分段结算机制、操作规则等。

截至 2017 年，仅有少数城市开展按病种分值付费。自 2018 年起，由于国家政策的要求，不少城市开始开展，如 2018 年 1 月 1 日起，广东省全省各地级市基本实行按病种分值付费。

（4）DRGs 付费（DRGs – PPS）：DRGs 付费是指根据患者年龄、疾病诊断、合并症和并发症、治疗方式、病症严重程度以及疗效等多种因素，将诊断、治疗手段、医疗费用相近的住院患者分入若干病组，然后以确定的限额对各个病组支付医疗费用的付费方式。

第二节 单病种付费、按病种付费、按病种分值付费与 DRGs 付费的概念异同

一、单病种付费、按病种付费、按病种分值付费与 DRGs 付费相同点

它们均属于按病种付费的范畴，都是以疾病诊断为基础的付费方式，其作用是控制每个病例的医疗费用总量。共同特点是将医疗服务全过程视为一个单元，按照确定的医疗费用标准对医疗机构进行补偿，而不再是按诊疗过程中实施的每个服务项目进行支付，实际支付额与每个病例的病种有关，而与治疗的实际成本无关。

在这种支付方式下，如果治疗成本超过了病种支付标准，医院就要亏损。因此医院在提供服务之前必须考虑所提供的服务是否必需和适宜，这将促使医院主动寻求最合理的治疗流程，主动避免大处方、重复检查以及一些不必要的昂贵检查和贵重仪器的使用等，从而达到降低经营成本、提高工作效率的目的。

二、单病种付费、按病种付费、按病种分值付费与 DRGs 付费不同点

DRGs 分组的出发点是疾病诊断及在一些其他约束条件下的费用特性，具有明显的组内同质性和组间差异性的特点；单病种付费、按病种付费、按病种分值付费的出发点是疾病诊断本身，主要是以第一诊断为条件。DRGs 分组一般约800 个，覆盖整个疾病谱。而单病种付费、按病种付费可能有上万个，如果按病种分值付费实行全病种结算，也有几千种，这可能导致过高的管理成本。

DRGs 付费已有在多个国家多年全面实施的成功经验，能够有效地提高医疗保险的管理能力，有利于控制医疗费用。而单病种付费只是按病种付费的初级阶段，往往仅覆盖有限的疾病种类，即使是同一种疾病，只要有并发症或者合并症就不能很好地适用。按病种付费、按病种分值付费在我们国家开展时间不

长，有待研究、完善。

三、按病种付费与以往结算类型的异同

（1）相同点：除按项目结算外，其他的付费方式都是在医保基金超额的情况下，为了控制医疗费用增长过快而采取的方法，目的是控制医保费用，保障基金安全和可持续。医保的付费标准，与医院实际治疗过程成本无关，但如果医院治疗成本高，则超额部分需自负。

（2）不同点：以往主要对医疗机构实行总额控制下的次均费用结算，而按病种付费是以疾病为基础，结合治疗方式进行结算的支付方式，对整个地区的总额进行控制，医院收治的疑难重症病人越多，医保基金支付的费用也越高。

（3）优点：相比以往的次均结算支付，按病种付费采用地区总额控制方式。三甲医院等医疗水平较高的医疗机构多收疑难重症病人，不会面临过高的超额风险，避免了为了摊低次均费用而采取低标准住院、推诿重病病人等操作，也有利于分级诊疗。

第三节　单病种付费结算操作

本节以某市单病种付费为实例，介绍操作方法。单病种在某市名称为指定手术单病种，共32种。

指定手术单病种根据病情需要可以收治住院，也可以在门诊进行手术，医保局规定的指定手术单病种付费病种具体如表3-1所示：

表3-1　指定手术单病种付费病种

序号	疾病名称	ICD-10编码	术式	诊疗项目编码	指定手术单病种待遇类型	备注	三级医疗机构2018年结算标准（元）
1	腱鞘囊肿	M67.400	腱鞘囊肿切除术	331521017	腱鞘囊肿行腱鞘囊肿切除术治疗		4500

（续上表）

序号	疾病名称	ICD－10 编码	术式	诊疗项目编码	指定手术单病种待遇类型	备注	三级医疗机构2018年结算标准（元）
2	肌腱腱鞘囊肿	M67.401	腱鞘囊肿切除术	331521017	肌腱腱鞘囊肿行腱鞘囊肿切除术治疗		4500
3	关节腱鞘囊肿	M67.402	腱鞘囊肿切除术	331521017	关节腱鞘囊肿行腱鞘囊肿切除术治疗		4500
4	躯干皮肤和皮下组织良性脂肪瘤样肿瘤	D17.100	浅表肿物切除术	331602004	躯干皮肤和皮下组织良性脂肪瘤样肿瘤行浅表肿物切除术治疗	肿块直径≥2cm	3000
6	特指皮肤和皮下组织良性脂肪瘤样肿瘤	D17.300	浅表肿物切除术	331602004	特指皮肤和皮下组织良性脂肪瘤样肿瘤行浅表肿物切除术治疗	肿块直径≥2cm	3000
7	头部局部肿物	R22.001	浅表肿物切除术	331602004	头部局部肿物行浅表肿物切除术治疗	肿块直径≥2cm	3000
8	面部肿物	R22.005	浅表肿物切除术	331602004	面部肿物行浅表肿物切除术治疗	肿块直径≥2cm	3000
9	上肢局部肿胀、肿物和肿块	R22.300	浅表肿物切除术	331602004	上肢局部肿胀、肿物和肿块行浅表肿物切除术治疗	肿块直径≥2cm	3000
10	下肢局部肿胀、肿物和肿块	R22.400	浅表肿物切除术	331602004	下肢局部肿胀、肿物和肿块行浅表肿物切除术治疗	肿块直径≥2cm	3000
11	躯干局部肿胀、肿物和肿块	R22.200	浅表肿物切除术	331602004	躯干局部肿胀、肿物和肿块行浅表肿物切除术治疗	肿块直径≥2cm	3000

（续上表）

序号	疾病名称	ICD－10编码	术式	诊疗项目编码	指定手术单病种待遇类型	备注	三级医疗机构2018年结算标准（元）
12	头部血管瘤	D18.001	浅表肿物切除术	331602004	头部血管瘤行浅表肿物切除术治疗	肿块直径≥2cm	4000
13	面部血管瘤	D18.003	浅表肿物切除术	331602004	面部血管瘤行浅表肿物切除术治疗	肿块直径≥2cm	4000
14	颈部血管瘤	D18.004	浅表肿物切除术	331602004	颈部血管瘤行浅表肿物切除术治疗	肿块直径≥2cm	4000
15	躯干部血管瘤	D18.005	浅表肿物切除术	331602004	躯干部血管瘤行浅表肿物切除术治疗	肿块直径≥2cm	4000
16	肢体血管瘤	D18.006	浅表肿物切除术	331602004	肢体血管瘤行浅表肿物切除术治疗	肿块直径≥2cm	4000
17	包皮过长	N47.x01	包皮环切术	331204002	包皮过长行包皮环切术治疗		3500
18	乳腺良性肿瘤	D24.x00	乳腺肿物切除术	331601002	乳腺良性肿瘤行乳腺肿物切除术治疗		8000
19	乳房皮肤良性肿瘤	D23.502	乳腺肿物切除术	331601002	乳房皮肤良性肿瘤行乳腺肿物切除术治疗	肿块直径≥2cm	5500
20	乳腺纤维囊性增生	N60.202	乳腺肿物切除术	331601002	乳腺纤维囊性增生行乳腺肿物切除术治疗	肿块直径≥2cm	7400
21	输卵管炎	N70.904	输卵管通液术	311201015	输卵管炎行输卵管通液术治疗		1700
22	宫颈炎性疾病	N72.x00	宫颈环形电切术	331303005	宫颈炎性疾病行宫颈环形电切术治疗		4800
23	宫颈息肉	N84.100	宫颈息肉切除术	331303001	宫颈息肉行宫颈息肉切除术治疗		3200
24	结肠息肉	K63.500	息肉摘除术	310903010	结肠息肉行息肉摘除术治疗		5900

（续上表）

序号	疾病名称	ICD-10 编码	术式	诊疗项目编码	指定手术单病种待遇类型	备注	三级医疗机构2018年结算标准（元）
25	直肠息肉	K62.100	息肉摘除术	310903010	直肠息肉行息肉摘除术治疗		7100
26	取除输尿管支架	Z43.603	经膀胱镜输尿管支架取出术	311000027	取除输尿管支架行经膀胱镜输尿管支架取出术治疗		2600
27	外痔	I84.500	痔切除术	331004020	外痔行痔切除术治疗		8000
28	翼状胬肉	H11.000	翼状胬肉切除术	330404007	翼状胬肉行翼状胬肉切除术治疗		4200
29	先天性睑内翻	Q10.200	睑内翻矫正术	330401007	先天性睑内翻行睑内翻矫正术治疗		3500
30	先天性睑外翻	Q10.100	睑外翻矫正术	330401008	先天性睑外翻行睑外翻矫正术治疗		3500
31	外耳道肿物	H61.901	外耳道良性肿物切除术	330501010	外耳道肿物行外耳道良性肿物切除术治疗		5400
32	取除骨折内固定装置	Z47.001	骨折内固定装置取出术	331505037	取除骨折内固定装置行骨折内固定装置取出术治疗		7100

1. 医院实施指定手术单病种结算的准入条件

能提供门诊及住院医疗服务，并取得卫生行政部门准予开展相关治疗资格的医保定点医疗机构，在医院执业证上备注的许可服务项目。

在医疗机构信息系统维护可开展指定手术单病种范围，同时上报医保局，经市医保经办机构审核通过，即可以开展申报的相应病种的手术。

2. 享受待遇人员

职工医保参保人，其他人员不纳入此结算范围。

3. 治疗方式

医疗机构可以在评估病人的病情后，采用门诊或住院方式进行手术治疗。

4. 结算方式

（1）参保人待遇标准：不设统筹基金起付标准，由个人和统筹基金按原住院结算起付标准以上的分担比例进行支付。统筹基金支付范围内的指定手术单病种医疗费用不设甲类、乙类、全自费，全部纳入记账范围。

（2）定点医疗机构的结算标准：与定点医疗机构结算的费用是参保人进行指定手术单病种治疗发生的医疗费用（不分门诊或住院）（不同以前的基本医疗费用），具体结算标准见上表。按月度人次平均费用限额方式结算，实行月度结算，不作年度清算，定点医疗机构申报的指定手术单病种总医疗费用等于或低于限额结算标准的，由市医保经办机构按限额标准结算；超过限额结算标准的，市医保经办机构不予补偿。实行结余留用、超额不补的方式。

（3）其他结算规则：定点医疗机构按其他结算方式申报指定手术单病种医疗费用的，统筹基金不予支付。参保人在门诊进行指定手术单病种治疗，定点医疗机构不得收取住院床位费用，住院治疗的，按照住院处理。

（4）结算申报：结算申报业务在普通住院"结算申报"模块一并操作。

5. 信息系统操作

（1）医保系统维护：首先必须在医保系统按照医院执业范围选择可开展的指定手术单病种类型，然后申报。当定点医疗机构的诊疗科目发生变化（增加或减少）时，应按项目变更情况重新维护并申报，同时通知所属二级经办机构进行审核。

（2）入院登记、结算、出院等就医管理操作：当参保人在门诊或住院办理单病种手术时，工作人员在医保系统单病种就医管理模块为参保人办理"单病种入院登记""单病种费用记账""单病种出院登记"等手续。办理操作路径：单病种管理—单病种结算管理。具体操作界面如下：

①在医保系统维护指定手术单病种。

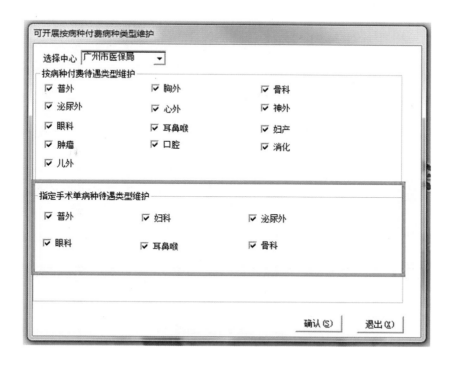

②单病种入院登记：参保人入院登记，从指定手术单病种入口登记。

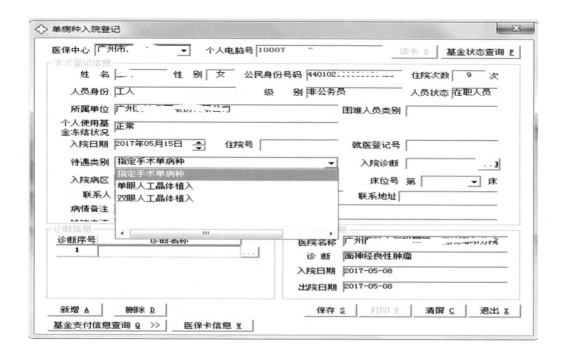

③不符合单病种入院登记：此待遇只适合职工医保待遇参保人，如果是城乡居民参保人，出现错误提示。

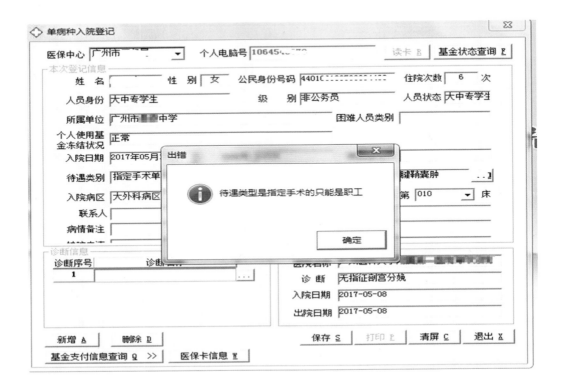

④单病种费用记账：当符合待遇类型时，进行登记手术后办理出院，进行费用记账。

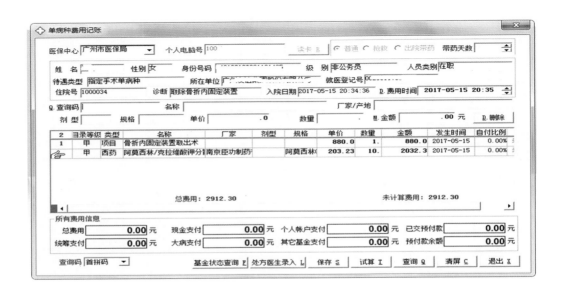

⑤单病种出院登记。

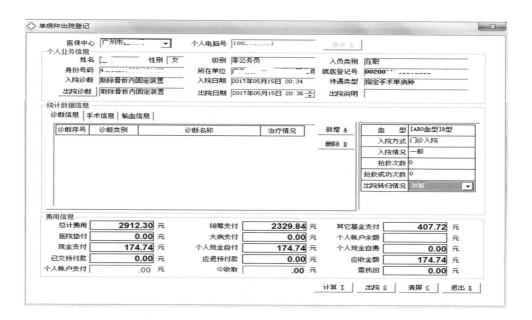

⑥单病种出院结算。

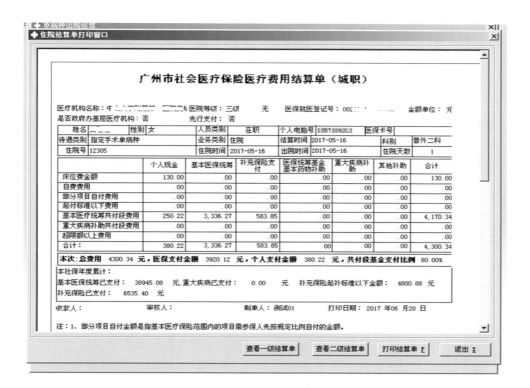

⑦不符合单病种出院结算：如果疾病诊断或术式不符合指定手术单病种，提示"请在住院管理模块按照普通住院办理业务"。

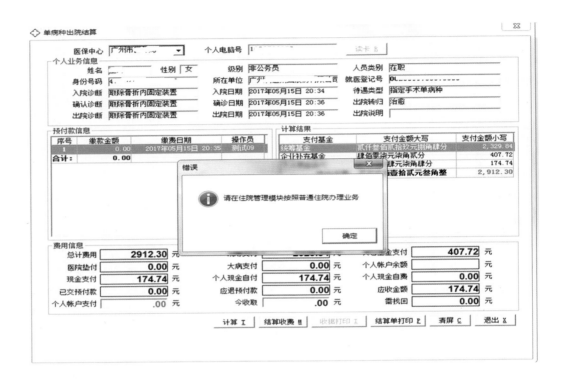

6. 单病种出院结算的条件

实施指定手术单病种结算，必须满足如下条件：

（1）参保人是职工医保。

（2）第一诊断的 ICD–10 编码与医保局规定的疾病名称的 ICD–10 编码一致。

（3）费用明细中的诊疗项目编码与医保局规定的该疾病对应术式的诊疗项目编码一致。

当病人出院办理结账，结账员从指定手术单病种结算申报时，系统自动判断是否属于指定手术单病种结算，如果符合以上条件，属于指定手术单病种的，系统会弹出窗口提示，则可以完成结算。如果不属于指定手术单病种，则提示"请在住院管理模块完成相关操作"。

7. 小结

指定手术单病种付费种类共 32 种，可以在门诊或住院进行治疗。

第一诊断、诊疗项目（手术操作）符合按指定手术单病种付费结算，必须按照系统提示从单病种结算，否则医保不予支付，所以只要系统提示，必须核对，原则上从单病种结算。

结算费用是门诊或住院总费用，实行月度结算，结余留用，超额不补，必须严格控费。

按照单病种住院操作办理出入院。

患者没有起付线，不分甲乙类、自费，全记账。所以对于符合单病种结算条件的，一定要予以办理，以免出现补记账情况。

注意一个诊疗收费项目编码可能对应几个诊断和操作，出院结算要核查选择。

第四节　按病种付费结算操作

实行按病种付费病种共 116 种，具体标准如表 3 - 2 所示：

表 3 - 2　按病种付费病种

疾病 ICD - 10 编码	主操作	诊疗项目编码	按病种付费待遇类型	三级医院结算标准（元）
E04.902	甲状腺全切除术	330300010	结节性甲状腺肿行甲状腺全切除术治疗	14700
E04.902	甲状腺次全切除术	330300009	结节性甲状腺肿行甲状腺次全切除术治疗	14200
E04.902	甲状腺部分切除术	330300008	结节性甲状腺肿行甲状腺部分切除术治疗	12600
K27	远端胃大部切除术	331002004	胃十二指肠溃疡行远端胃大部切除术治疗	12500
K27	经腹腔镜远端胃大部切除术	331002004	胃十二指肠溃疡行经腹腔镜远端胃大部切除术治疗	14500
K27	胃迷走神经干切断术	331002013	胃十二指肠溃疡行胃迷走神经干切断术治疗	10500
K27	经腹腔镜胃迷走神经干切断术	331002013	胃十二指肠溃疡行经腹腔镜胃迷走神经干切断术治疗	12500
K35.900	阑尾切除术	331003022	急性单纯性阑尾炎行阑尾切除术治疗	8100

（续上表）

疾病 ICD－10 编码	主操作	诊疗项目编码	按病种付费待遇类型	三级医院结算标准（元）
K35.900	经腹腔镜阑尾切除术	331003022	急性单纯性阑尾炎行经腹腔镜阑尾切除术治疗	11500
K40.900	单侧腹股沟疝修补术	331008001	腹股沟疝行单侧腹股沟疝修补术治疗	6400
K40.900	经腹腔镜单侧腹股沟疝修补术	331008001	腹股沟疝行经腹腔镜单侧腹股沟疝修补术治疗	8500
I83.900	大隐静脉高位结扎＋剥脱术	330804062	下肢静脉曲张行大隐静脉高位结扎＋剥脱术治疗	11400
I83.900	大隐静脉腔内激光闭合术	330804070	下肢静脉曲张行大隐静脉腔内激光闭合术治疗	11900
K80.200	胆囊切除术	331006002	胆囊结石行胆囊切除术治疗	18100
K80.200	经腹腔镜胆囊切除术	331006002	胆囊结石行经腹腔镜胆囊切除术治疗	20100
K82.802	经腹腔镜（胆道镜）胆囊息肉摘除术	331006002	胆囊息肉行经腹腔镜（胆道镜）胆囊息肉摘除术治疗	15900
K82.802	经腹腔镜（胆道镜）胆囊切除术	331006002	胆囊息肉行经腹腔镜（胆道镜）胆囊切除术治疗	15900
C15	食管癌切除胃代食管胸内吻合术	331001011	食管癌行食管癌切除胃代食管胸内吻合术治疗	23200
C15	经胸腔镜食管癌切除术	331001012	食管癌行经胸腔镜食管癌切除术治疗	25200
C34	全肺切除术	330702008	支气管肺癌行全肺切除术治疗	82300
C34	肺段切除术	330702003	支气管肺癌行肺段切除术治疗	58700
C34	经胸腔镜肺段切除术	330702003	支气管肺癌行经胸腔镜肺段切除术治疗	78200
C34	肺叶切除术	330702006	支气管肺癌行肺叶切除术治疗	53100
C34	经胸腔镜肺叶切除术	330702006	支气管肺癌行经胸腔镜肺叶切除术治疗	70800

（续上表）

疾病 ICD-10 编码	主操作	诊疗项目编码	按病种付费待遇类型	三级医院结算标准（元）
M51.202	腰椎间盘摘除术	331501038	腰椎间盘突出症行腰椎间盘摘除术治疗	18100
		331501039	腰椎间盘突出症行腰椎间盘摘除术治疗	18100
M51.202	腰椎间盘髓核切除术	331501040	腰椎间盘突出症行腰椎间盘髓核切除术治疗	18100
M51.202	前路腰椎间盘切除人工椎间盘置换术	331501057	腰椎间盘突出症行前路腰椎间盘切除人工椎间盘置换术治疗	62900
M51.202	经椎间盘镜髓核摘除术（MED）	331501040	腰椎间盘突出症行经椎间盘镜髓核摘除术（MED）治疗	17700
M51.202	经椎间盘镜椎间盘切除术	331501040	腰椎间盘突出症行经椎间盘镜椎间盘切除术治疗	17700
T93.206	踝关节骨折切开复位内固定术	331505022	踝关节骨折行踝关节骨折切开复位内固定术治疗	17900
		331505023	踝关节骨折行踝关节骨折切开复位内固定术治疗	17900
S72.300	股骨干骨折切开复位内固定术	331505017	股骨干骨折行股骨干骨折切开复位内固定术治疗	35400
S72.300	股骨干骨折闭合复位髓内针内固定术	420000004	股骨干骨折行股骨干骨折闭合复位髓内针内固定术治疗	37400
M87	股骨头假体置换术	331507006	股骨头坏死行股骨头假体置换术治疗	47800
M17	全膝关节置换术	331507007	膝关节病行全膝关节置换术治疗（单侧）	57800
		331507008	膝关节病行全膝关节置换术治疗（双侧）	103200
M16	全髋关节置换术	331507005	髋关节病行全髋关节置换术治疗（单侧）	57700
		331507005	髋关节病行全髋关节置换术治疗（双侧）	99500

（续上表）

疾病 ICD – 10 编码	主操作	诊疗项目编码	按病种付费待遇类型	三级医院结算标准（元）
M48	椎体钉内固定术	331501025	脊椎病行椎体钉内固定术治疗	52300
		331501026	脊椎病行椎体钉内固定术治疗	52300
		331501027	脊椎病行椎体钉内固定术治疗	52300
		331501028	脊椎病行椎体钉内固定术治疗	52300
		331501030	脊椎病行椎体钉内固定术治疗	52300
		331501032	脊椎病行椎体钉内固定术治疗	52300
		331501042	脊椎病行椎体钉内固定术治疗	52300
		331501055	脊椎病行椎体钉内固定术治疗	52300
		331501061S	脊椎病行椎体钉内固定术治疗	52300
		331501064S	脊椎病行椎体钉内固定术治疗	52300
S83.500	经关节镜前交叉韧带重建术	331506012	膝关节十字韧带扭伤行经关节镜前交叉韧带重建治疗	33800
M24.401	经关节镜肩关节脱位修复术	331506002	复发性肩关节脱位行经关节镜肩关节脱位修复术治疗	35400
M75.801	经关节镜下肩袖损伤修复术	331522008	肩袖损伤行经关节镜下肩袖损伤修复术治疗	32700
C64.x00	根治性肾切除术	331101010	肾恶性肿瘤行根治性肾切除术治疗	30000
C64.x00	经腹腔镜根治性肾切除术	331101010	肾恶性肿瘤行经腹腔镜根治性肾切除术治疗	32000
D41.401	膀胱部分切除术	331103003	膀胱肿瘤行膀胱部分切除术治疗	41900
D41.401	经腹腔镜膀胱部分切除术	331103003	膀胱肿瘤行经腹腔镜膀胱部分切除术治疗	43900
N32.901	经尿道膀胱肿瘤电切术	331103026	膀胱肿物行经尿道膀胱肿瘤电切术治疗	15200
C67.900	经尿道膀胱肿瘤电切术	331103026	膀胱恶性肿瘤行经尿道膀胱肿瘤电切术治疗	28100

（续上表）

疾病 ICD – 10 编码	主操作	诊疗项目编码	按病种付费待遇类型	三级医院结算标准（元）
N40. x00	经尿道膀胱镜前列腺电切术	331201006 – 1	良性前列腺增生行经尿道膀胱镜前列腺电切术治疗	18300
		331201006 – 2	良性前列腺增生行经尿道膀胱镜前列腺电切术治疗	18300
		331201006 – 3	良性前列腺增生行经尿道膀胱镜前列腺电切术治疗	18300
N40. x00	经尿道前列腺激光气化切除术	331201006 – 1	良性前列腺增生行经尿道前列腺激光气化切除术治疗	18300
		331201006 – 3	良性前列腺增生行经尿道前列腺激光气化切除术治疗	18300
N20. 000	经皮肾镜超声碎石取石术	311000042S – 2	肾结石行经皮肾镜超声碎石取石术治疗	25300
N20. 000	肾切开取石术	331101016	肾结石行肾切开取石术治疗	21000
N20. 100	经输尿管镜碎石取石术	311000026	输尿管结石行经输尿管镜碎石取石术治疗	19800
I86. 101	精索静脉曲张高位结扎术	331203006	单侧精索静脉曲张行精索静脉曲张高位结扎术治疗	7100
I86. 101	经腹腔镜精索静脉曲张高位结扎术	331203006	单侧精索静脉曲张行经腹腔镜精索静脉曲张高位结扎术治疗	10200
N18 – N19	异体肾移植术	331101019	肾功能衰竭行异体肾移植术治疗	78400
N18 – N19	自体肾移植术	331101018	肾功能衰竭行自体肾移植术治疗	76400
Q25. 000	经皮穿刺动脉导管未闭封堵术	330802014	动脉导管未闭行经皮穿刺动脉导管未闭封堵术治疗	53600
Q21. 100	房间隔缺损缝合术	330801017	房间隔缺损行房间隔缺损缝合术治疗	45400
Q21. 100	房间隔缺损补片修补术	330801017	房间隔缺损行房间隔缺损补片修补术治疗	51400

（续上表）

疾病 ICD - 10 编码	主操作	诊疗项目编码	按病种付费待遇类型	三级医院结算标准（元）
Q21.000	室间隔缺损缝合术	330801018	室间隔缺损行室间隔缺损缝合术治疗	47400
Q21.000	室间隔缺损补片修补术	330801018	室间隔缺损行室间隔缺损补片修补术治疗	53400
I05	二尖瓣生物瓣膜置换术	330801003	风湿性心脏病二尖瓣病变行二尖瓣生物瓣膜置换术治疗	109600
I05	二尖瓣机械瓣膜置换术	330801003	风湿性心脏病二尖瓣病变行二尖瓣机械瓣膜置换术治疗	82600
I25.103	冠状动脉球囊扩张及支架植入	320500002	冠状动脉粥样硬化性心脏病行冠状动脉球囊扩张及支架植入治疗（一个支架）	50900
I25.103	冠状动脉球囊扩张及支架植入	320500003	冠状动脉粥样硬化性心脏病行冠状动脉球囊扩张及支架植入治疗（两个支架）	75200
I25.103	冠状动脉球囊扩张及支架植入	320500004	冠状动脉粥样硬化性心脏病行冠状动脉球囊扩张及支架植入治疗（三个及以上支架）	113900
G50.000	显微镜下三叉神经根血管减压术	330202007	三叉神经痛行显微镜下三叉神经根血管减压术治疗	11900
D35.200	显微镜下经蝶入路垂体瘤切除术	330201039	垂体腺瘤行显微镜下经蝶入路垂体瘤切除术治疗	39500
D33.308	伽玛刀治疗	240300008	听神经瘤行伽玛刀治疗治疗	21600
E23	伽玛刀治疗	240300008	垂体瘤行伽玛刀治疗治疗	21600
D32	伽玛刀治疗	240300008	脑膜瘤行伽玛刀治疗治疗	21600
Q28	伽玛刀治疗	240300008	脑动静脉畸形行伽玛刀治疗治疗	21600
H40.200 - 202	小梁切除术	330405013	原发性急性闭角型青光眼行小梁切除术治疗	7800

（续上表）

疾病 ICD - 10 编码	主操作	诊疗项目编码	按病种付费待遇类型	三级医院结算标准（元）
H33. 001	巩膜环扎术	330407004 - 1	单纯性孔源性视网膜脱离行巩膜环扎术治疗	12800
		330407004 - 2	单纯性孔源性视网膜脱离行巩膜环扎术治疗	12800
H33. 001	巩膜外加压术	330407004 - 3	单纯性孔源性视网膜脱离行巩膜外加压术治疗	12800
J35. 000	扁桃体切除术	330610001	慢性扁桃体炎行扁桃体切除术治疗	7800
J32. 900	鼻内窥镜手术	330602013	慢性鼻窦炎行鼻内窥镜手术治疗	15300
N80. 001	经腹全子宫切除术	331303014	子宫腺肌病行经腹全子宫切除术治疗	19500
N80. 001	经腹腔镜下子宫切除术	331303014	子宫腺肌病行经腹腔镜下子宫切除术治疗	19500
N80. 001	经宫腔镜下部分腺肌病灶切除术	331306020S	子宫腺肌病行经宫腔镜下部分腺肌病灶切除术治疗	15800
D27. x00	经腹单侧卵巢囊肿剥除术	331301002	卵巢良性肿瘤行经腹单侧卵巢囊肿剥除术治疗	13800
D27. x00	经腹腔镜单侧卵巢囊肿剥除术	331301002	卵巢良性肿瘤行经腹腔镜单侧卵巢囊肿剥除术治疗	15200
D27. x00	经腹单侧卵巢切除术	331301005	卵巢良性肿瘤行经腹单侧卵巢切除术治疗	19500
D27. x00	经腹腔镜单侧卵巢切除术	331301005	卵巢良性肿瘤行经腹腔镜单侧卵巢切除术治疗	19900
C53. 900	经腹广泛性子宫切除术	331303016	宫颈癌行经腹广泛性子宫切除术治疗	25000
C53. 900	经腹腔镜根治性全子宫切除 + 腹膜后淋巴结切除术	331303017	宫颈癌行经腹腔镜根治性全子宫切除 + 腹膜后淋巴结切除术治疗	39400
O00. 100	经腹单侧输卵管切除术	331302004	输卵管妊娠行经腹单侧输卵管切除术治疗	10000

（续上表）

疾病 ICD-10 编码	主操作	诊疗项目编码	按病种付费待遇类型	三级医院结算标准（元）
O00.100	经腹腔镜输卵管切除术	331302004	输卵管妊娠行经腹腔镜输卵管切除术治疗	11000
O00.100	经腹单侧输卵管开窗术	331302004	输卵管妊娠行经腹单侧输卵管开窗术治疗	11000
O00.100	经腹腔镜输卵管切开取胚术	331302004	输卵管妊娠行经腹腔镜输卵管切开取胚术治疗	13000
D25.900	经腹全子宫切除术	331303014	子宫平滑肌瘤行经腹全子宫切除术治疗	13900
D25.900	经腹腔镜全子宫切除术	331303014	子宫平滑肌瘤行经腹腔镜全子宫切除术治疗	18700
D25.900	经阴道全子宫切除术	331303013	子宫平滑肌瘤行经阴道全子宫切除术治疗	20000
D25.900	经腹子宫次全切除术	331303012	子宫平滑肌瘤行经腹子宫次全切除术治疗	17400
D25.900	腹腔镜联合阴式全子宫切除术	331303012	子宫平滑肌瘤行腹腔镜联合阴式全子宫切除术治疗	18700
D25.900	经宫腔镜黏膜下肌瘤切除术	331303002	子宫平滑肌瘤行经宫腔镜黏膜下肌瘤切除术治疗	9300
O80	单胎顺产接生	331400002	自然临产阴道分娩行单胎顺产接生治疗	3500
O82	剖宫产术，子宫下段横切口	331400012	计划性剖宫产行剖宫产术，子宫下段横切口治疗	7800
O82	剖宫产术，子宫下段直切口	331400012	计划性剖宫产行剖宫产术，子宫下段直切口治疗	7800
C73.x00	甲状腺叶及肿瘤切除术+颈淋巴结清扫术	330300013	甲状腺恶性肿瘤行甲状腺叶及肿瘤切除术+颈淋巴结清扫术治疗	17000
C73.x00	甲状腺癌颈部联合根治术	330300012	甲状腺恶性肿瘤行甲状腺癌颈部联合根治术治疗	17000
C18	根治性结肠癌切除术	331003020	结肠癌行根治性结肠癌切除术治疗	58800

（续上表）

疾病 ICD－10 编码	主操作	诊疗项目编码	按病种付费待遇类型	三级医院结算标准（元）
C18	扩大根治性结肠癌切除术	331003021	结肠癌行扩大根治性结肠癌切除术治疗	70800
C18	经腹腔镜结肠癌根治术	331003021	结肠癌行经腹腔镜结肠癌根治术治疗	58800
C16	胃部分切除术	331002007	胃癌行胃部分切除术治疗	81300
C16	根治性近端胃大部切除术	331002003	胃癌行根治性近端胃大部切除术治疗	58600
C16	根治性远端胃大部切除术	331002004	胃癌行根治性远端胃大部切除术治疗	67000
C16	扩大根治性近端胃大部切除术	331002006	胃癌行扩大根治性近端胃大部切除术治疗	82200
C16	扩大根治性远端胃大部切除术	331002006	胃癌行扩大根治性远端胃大部切除术治疗	82200
C50	乳腺肿物切除术	331601002	乳腺癌行乳腺肿物切除术治疗	17100
C50	乳腺癌根治术（Halsted）	331601005	乳腺癌行乳腺癌根治术（Halsted）治疗	27300
C50	乳腺癌改良根治术	331601005	乳腺癌行乳腺癌改良根治术治疗	23700
Q35	腭裂修复术	330606014	腭裂行腭裂修复术治疗	11700
		330606015	腭裂行腭裂修复术治疗	11700
		330606016	腭裂行腭裂修复术治疗	11700
		330606017	腭裂行腭裂修复术治疗	11700
		330606018	腭裂行腭裂修复术治疗	11700
		330606019	腭裂行腭裂修复术治疗	11700
		330606020	腭裂行腭裂修复术治疗	11700
Q36	唇裂修复术	330606011	唇裂行唇裂修复术治疗	11700
		330606012	唇裂行唇裂修复术治疗	11700
Q43.100－106	先天性巨结肠根治术	331003019	先天性巨结肠行先天性巨结肠根治术治疗	16000
Q43.100－106	经腹腔镜先天性巨结肠切除术	331003019	先天性巨结肠行经腹腔镜先天性巨结肠切除术治疗	18000

（续上表）

疾病 ICD - 10 编码	主操作	诊疗项目编码	按病种付费待遇类型	三级医院结算标准（元）
Q40.000	幽门环肌切开术	331002014	先天性肥大性幽门狭窄行幽门环肌切开术治疗	13400
Q40.000	经腹腔镜幽门环肌切开术	331002014	先天性肥大性幽门狭窄行经腹腔镜幽门环肌切开术治疗	15400
K80.500 – 504	经腹腔镜（胆道镜）胆管取石术	310905013	胆（总）管结石行经腹腔镜（胆道镜）胆管取石术治疗	9300
K80.500 – 504	经腹腔镜（胆道镜）胆管取石术	310905014	胆（总）管结石行经腹腔镜（胆道镜）胆管取石术治疗	9300
K80.500 – 504	经腹腔镜（胆道镜）胆管取石术	310905015	胆（总）管结石行经腹腔镜（胆道镜）胆管取石术治疗	9300
K80.500 – 504	经腹腔镜（胆道镜）胆管取石术	310905016	胆（总）管结石行经腹腔镜（胆道镜）胆管取石术治疗	9300
K80.200	经腹腔镜（胆道镜）胆囊取石术	310905015	胆囊结石行经腹腔镜（胆道镜）胆囊取石术治疗	15900

1. 医院实施按病种付费的准入条件

能提供门诊及住院医疗服务，并取得卫生行政部门准予开展相关治疗资格的医保定点医疗机构，在医院执业证上备注的许可服务项目。

在医疗机构信息系统维护可开展按病种付费类型，同时上报医保局进行申报，经市医保经办机构审核通过，即可以开展申报的相应病种的手术。

2. 享受待遇人员

所有参保人，与普通住院一致。

3. 治疗方式

住院手术治疗。

4. 结算方式

（1）参保人待遇标准：同普通住院。

（2）与定点医疗机构的结算标准：与定点医疗机构结算的费用是参保人进行按病种治疗发生的医疗费用（住院总费用，不同以前的基本医疗费用），具体结算标准见上表。按月度人次平均费用限额方式结算，实行月度结算，不作年度清算。定点医疗机构申报的按病种付费总医疗费用等于或低于限额结算标准的，由市医保经办机构按限额标准结算；超过限额结算标准的，市医保经办机构不予补偿。实行结余留用、超额不补的方式。

（3）其他结算规则：参保人住院期间，第一诊断符合指定的病种名称且进行了相应的主操作，总医疗费用超过按病种付费总费用结算标准2倍或低于结算标准50%的，整笔费用按普通疾病住院结算。也就是说，如果进行多种手术，即以主操作作为结算标准，叠加手术不增加结算费用；如果同时进行了两种或以上手术，但有两种手术病种属于按标准付费的病种，这时也不能按病种付费，只能按普通住院结算。定点医疗机构按其他结算方式申报按病种付费相关病种医疗费用的，统筹基金不予支付。

（4）结算申报：结算申报业务在普通住院"结算申报"模块操作。

5. 按病种付费与原指定病种结算的区别

表3-3　两种结算的区别

类别	现政策	原政策
开展方式	应开展	可开展
费用范围	总医疗费	总医疗费、基本医疗费、材料费等
结算方式	月度人次平均限额	年度人次限额、按服务项目
清算	月度结清，结余留用，超支不补	年终清算
费用申报	按其他方式申报的不予支付	申报错误调整结算方式或不予支付
结算调整	按条件符合的必须按病种付费，不能选择其他	可根据医院费用控制情况调整

6. 就医管理

（1）参保人办理就医手续与普通住院业务要求一致。

（2）参保人自费率分别控制在一级医院5%、二级医院10%、三级医院15%、肿瘤专科医院及肿瘤单病种20%以内。

7. 信息系统操作

（1）医保系统维护：首先必须在医保系统按照医院执业范围选择可开展的按病种付费类型，然后申报。当定点医疗机构的诊疗科目发生变化（增加或减少）时，应按项目变更情况重新维护并申报，同时通知所属二级经办机构进行审核。

（2）入院登记、结算、出院等就医管理操作：定点医疗机构在医保信息系统医院端的就医管理模块为参保人办理"入院登记""费用记账""出院登记"。路径：医疗管理—住院管理，具体操作流程如下：

①在医保系统维护按病种付费类型。

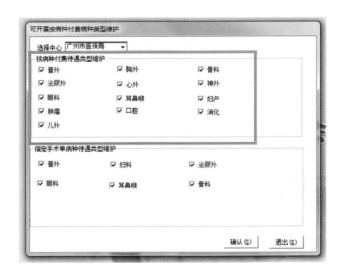

②按病种付费入院登记：参保人入院登记，从"普通住院"入口登记。

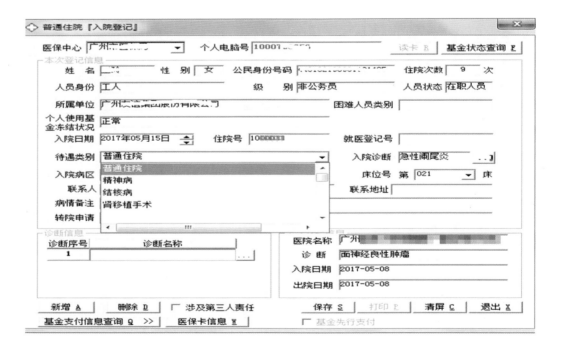

③费用记账。

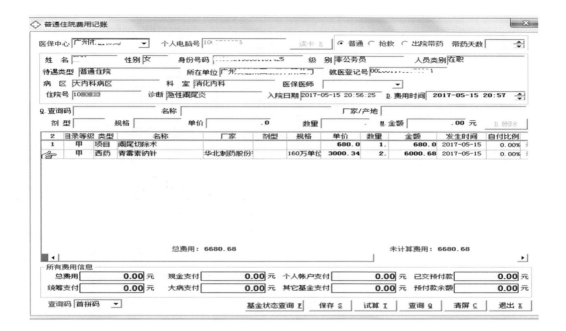

④出院登记：病人出院时，结账员进行出院登记。

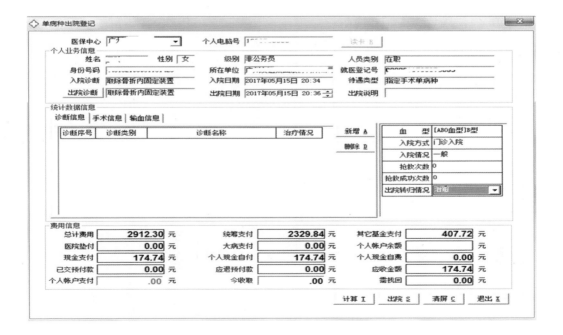

⑤出院结算：结账员将住院费用上传医保局时，如果诊断、收费项目编码符合按病种付费，系统会弹出窗口提示，结账员点相应的按病种付费类型即可。

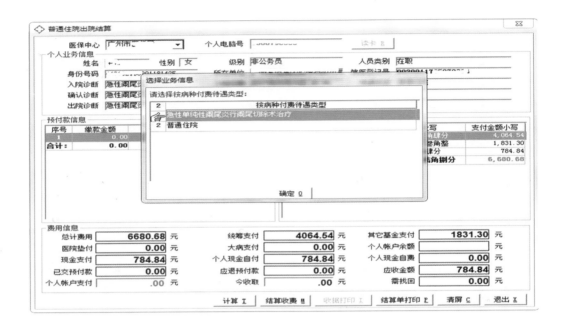

⑥上传结算单：上传结算单后即可打印结算单，届时结算单会显示结算类型。

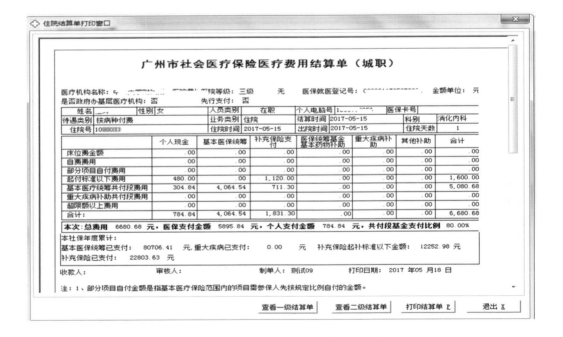

到这里整个操作完成。在医院管理信息系统（HIS）中输入住院号时，系统首先会进行第一次提示，在结算费用上传后，医保系统会再次提醒和要求结账员选择。由于按规定如果按病种付费类型结错，医保局不予支付，故没有特殊情况均要求结账员按医保系统提示按病种付费。

8. 符合按病种付费的条件

在办理出院结算时，本次住院同时满足：

（1）第一诊断的 ICD - 10 编码与医保局规定疾病名称的 ICD - 10 编码一致。

（2）费用明细中的诊疗项目编码与医保局规定该疾病对应主操作的诊疗项目编码一致。

（3）发生的总费用处于限额结算标准的 50% ~ 200%。

在同时符合以上 3 个条件时，系统会弹出窗口提示相应的按病种付费待遇类型，经定点医疗机构经办人员确认后，完成医疗费用相关结算。

9. 小结

按病种付费种类 116 种。

第一诊断、诊疗项目（手术操作）符合按病种付费，必须按照系统提醒按病种付费，否则医保不予支付，所以只要系统提示，必须核对，原则上均需服从按病种结算。

结算费用是住院总费用，结余留用，超额不补，必须严格控费。

按照普通住院操作办理出入院。

原指定病种结算取消。注意心脏支架和心脏瓣膜操作，因为心脏支架涉及支架数量及相应的支付费用，必须核对并准确选择。

注意一个诊疗收费项目编码可能对应几个诊断和操作，出院结算要核查选择。

第五节　按病种分值付费结算操作

2017 年 6 月 20 日，国务院办公厅下发《关于进一步深化基本医疗保险支付方式改革的指导意见》，医保支付方式的改革全面进入了按病种付费的阶段，其中不少地区实行按病种分值付费的新型支付方式。广东省人社厅和卫生计生委、广州市人社局分别下发了《关于全面开展基本医疗保险按病种分值付费工作的通知》（粤人社函〔2017〕3457 号），要求到 2017 年底实施按病种分值付费的病种数不少于 1000 个；广州市医保局《关于开展广州市社会医疗保险住院医疗费用按病种分值付费工作的通知》(穗人社发〔2017〕70号)一文明确了医保支付方式从按项目付费、按人头付费、总额控制转变到总额控制下的按病种付费、按病种(组)分值付费。

　　按病种分值付费,是我国各地在多种医保支付方式并行,仍不能有效控制医保基金超额的历史情况下产生的,较早开展的地区是淮安市、中山市等。以淮安市为例:数据显示,从2000年到2003年,淮安市在医保制度实施之初基本上是单纯的按项目付费,造成了次均住院医疗费用年均增幅达到39.6%。"穷则思变,医保基金当年赤字300多万元,收不抵支明显,不改革不行了。"(淮安发布,2017年10月30日)2004年开始实施"点数法",当年医保费用控制取得了明显成效,次均住院医疗费用由8644.37元降到6692.81元,降幅达22.58%,改革的效果立竿见影。据悉,实施"点数法"13年来,淮安市次均住院医疗费用年均增幅为3.13%,远低于全国同期7.6%的平均水平。中山市2004—2009年实行"按项目付费 + 按次均费用付费",出现了基金超额。2010年开始实行总额控制下的按病种分值付费,控制了基金超额的风险。

一、国内开展按病种分值付费情况

　　截至2016年6月,我国按病种分值付费开展情况如表3 - 4所示:

表3 - 4　基本医疗保险按病种分值付费开展情况(截至2016年6月)

省、自治区	市(区)	医保类型	开始时间	病种分类依据	病种分值数量
江苏	淮安市市区	城镇职工基本医疗保险、生育保险	2003年10月1日	主要诊断［ICD - 10编码小数点后1位(亚目)］	892
	淮安市清河区	城镇居民基本医疗保险	2015年1月1日	同上	892
	宿迁市	城镇居民基本医疗保险、城镇职工基本医疗保险	2013年7月1日	主要诊断［ICD - 10编码小数点后1位(亚目)］、区分保守治疗、传统手术治疗、微创手术治疗、介入治疗	1058

（续上表）

省、自治区	市（区）	医保类型	开始时间	病种分类依据	病种分值数量
广东	中山市	社会医疗保险（2010年6月1日起城镇职工基本医疗保险和城乡居民基本医疗保险合并为社会医疗保险）	2010年7月1日	主要诊断［ICD－10编码小数点后1位（亚目）］、区分保守治疗、传统手术治疗、微创手术治疗、介入治疗	4630
山东	东营市	城乡居民基本医疗保险、城镇职工基本医疗保险	2015年1月1日	主要诊断［ICD－10编码小数点后1位（亚目）］	1556
安徽	芜湖市	城镇职工基本医疗保险	2014年10月1日	主要诊断［ICD－10编码小数点后1位（亚目）］、区分手术、非手术	2228
湖南	长沙市	城镇职工基本医疗保险	2016年1月1日	主要诊断（ICD－10编码）	1088
江西	南昌市	城镇职工基本医疗保险	2013年1月1日	主要诊断［ICD－10编码小数点后3位（拓展码）］、区分手术、非手术	750
	新余市	城镇职工基本医疗保险	2015年1月1日	主要诊断［ICD－10编码小数点后3位（拓展码）］、区分手术、非手术	769
宁夏	银川市	城镇职工基本医疗保险、城乡居民基本医疗保险	2015年1月1日	主要诊断［ICD－10编码小数点后3位（拓展码）］、区分手术、非手术	1340
	石嘴山市	城镇职工基本医疗保险、城乡居民基本医疗保险	2016年1月1日	不详	不详

2017—2018 年不少地方也陆续开展按病种分值付费，如广东省的广州市、汕头市、清远市、珠海市等。

二、开展按病种分值付费背景

按项目、人头、病种等付费的支付方式，在没有总额控制的前提下，经常出现医保基金超额等不可控的情况。虽然在实行总额控制后医保基金超额情况不再出现，但存在不少弊端，要求改革的呼声很高；国际也有成熟的医保支付方式如 DRGs 付费可以借鉴。在医改的背景下，国家要求医保部门进行支付方式改革，主要改革方向是开展按病种付费，最终过渡到与国际接轨的 DRGs 付费。

三、按病种分值付费结算操作

总额控制下的按病种分值付费，实行的前提是总额控制，这摆脱不了总额控制保证基金不超额的情况。但总额控制下的按病种分值付费，实行的是区域的总额控制，不再具体分配到每家医院，这可以避免原有实行总额控制到每家医院的弊端。另外就是以疾病诊断为基础，结合治疗方式赋予每一疾病分值，而没有明确的费用，导致更多的不确定性。

1. 按病种分值付费的定义

总额控制下的按病种分值付费是指医保经办机构以基金总额控制为基础，通过对不同病种赋予不同的分值，以患者出院累计分值与定点医疗机构进行费用结算的一种付费方式。

2. 按病种分值付费的关键点

结算条件：根据出院主要诊断 + 治疗方式 + 附加值判断，确定归属于哪个病种的分值。

病种分值库确定后基本稳定，个别病种分值根据实施情况，出现变异由医院提出，医保局组织专家审核通过后才能修改分值。

费率确定：年度预算总额/总分值（可以年初、年末结算）。

3. 按病种分值付费的方法

（1）适应范围。

各地有所不同，部分地区选择部分病种，但大部分地区选择普通住院类型，并从试点到全面推进。

　　广州市的适应范围为参保人员在本市定点医疗机构住院发生的医疗总费用，不包括指定手术单病种项目、医疗联合体总额付费项目。广州市实行按病种分值付费后，原有的各种结算类型取消，前后结算类型如表 3 – 5 所示：

表 3 – 5　各种待遇类型结算方式变化情况

待遇类型	结算项目	具体项目	2018 年前结算方式	2018 年后结算方式
住院	普通住院	普通住院	按年度人次平均费用定额或服务项目结算	按病种分值付费
		结核病	按年度人次平均费用定额结算	按病种分值付费
		精神病	按年度床日平均费用定额结算	按病种分值付费
		城居生育住院	按年度人次平均费用定额结算	按病种分值付费
	指定结算项目	床日限额结算项目	按年度床日平均费用限额结算	按病种分值付费
		恶性肿瘤限额结算项目	按年度人次平均费用限额结算	按病种分值付费
		精神病急性期住院限额结算	按年度人次平均费用限额结算	按病种分值付费
		心血管限额结算项目	按年度人次平均费用限额结算	按病种分值付费
		综合 ICU 住院	按年度人次平均费用定额或服务项目结算	按病种分值付费
	按病种付费	116 个按病种付费病种	按月度人次平均费用限额结算	按病种分值付费
单病种	单病种	指定手术单病种	按月度人次平均费用限额结算	按现行结算方式付费
		单眼人工晶体植入	按月度人次平均费用限额结算	按现行结算方式付费
		双眼人工晶体植入	按月度人次平均费用限额结算	按现行结算方式付费

（续上表）

待遇类型	结算项目	具体项目	2018 年前结算方式	2018 年后结算方式
门诊	普通门诊	普通门诊	年度人次平均限额	按现行结算方式付费
	门诊指定慢性病	门诊指定慢性病	按服务项目结算	按现行结算方式付费
	门诊特定项目	尿毒症肾透析（血透/腹透）	月度人次平均定额	按现行结算方式付费
		家庭病床	年度人次平均限额	按现行结算方式付费
		其他门诊特定项目	按服务项目结算	按现行结算方式付费

广州医保在实行按病种分值付费后，只保留了指定手术单病种，门诊的政策基本不变，所有住院病人均实行按病种分值付费，是真正的全病种分值付费。

（2）基准病种及其分值的确定。要计算分值，首先必须确定一个参照病种作为基准，才能测算其他病种的分值，从各地的实践来看，均会选择基准病种。

年度基准病种及其分值的确定：筛选临床路径明确、并发症与合并症少、诊疗技术成熟、质量可控且费用稳定的某病种作为基准病种，某病种次均住院费用作为基准费用，确定其病种（选定的某一基准病种）分值。例如，选择单纯性急性阑尾炎作为基准病种，其次均住院费用为 4500 元，基准分为 1000 分。单纯性急性阑尾炎的分值为：$4500 \div 4500 \times 1000 = 1000$ 分。

（3）确定病种及分值。

①广州市以外地区确定病种及分值方法。

病种分值库的病种来源是取地区前三年出院病人主要诊断，按国际疾病分类 ICD-10 编码筛选发生 20 例（各地不同）以上的病种（占 95%）（大部分地区在 1500 种左右），测算出每个病种不同治疗方式下的平均费用，除以基准病种次均费用计算出各病种分值。

各病种分值 = 各病种的平均住院费用 ÷ 基准病种次均住院费用 × 基准病种分值（1000 分）。

②广州市确定病种及分值方法。

根据定点医疗机构一定时期（2015—2017 年）出院病例的临床主要诊断编码（ICD – 10 国标版），结合手术与操作编码（ICD – 9 – CM – 3 广东省版），筛选出有关病种。《广东省基本医疗保险按病种分值付费的病种参考目录》（广东省人力资源和社会保障厅印制）覆盖的病种应纳入广州市按病种分值付费病种范围。

指定病种长期住院、精神病专科和护理医疗机构住院治疗等住院时间较长的住院病例，可组成按床日费用结算病种。

未在病种分值库及床日费用结算病种范围内的其他病种视为综合病种，也称无病种分值病种。基本实现了全病种按分值计算。

广州市病种分值计算方法：基准病种急性阑尾炎经腹腔镜阑尾切除术，基准病种费用 13385 元，基准分值采用 1000 分，实行全病种按分值计算（如前述的适应范围），根据各病种及基准病种的次均医疗总费用，对照基准病种分值计算各病种分值。

各病种分值＝各病种次均医疗总费用÷基准病种次均医疗总费用×1000。

各病种每床日分值＝各病种床日平均医疗总费用÷基准病种次均医疗总费用×1000。

病种分值库：各病种按上述范围、设定条件计算后汇总成库。

例如，食道癌手术前三年全市次均医疗总费用 45000 元，那此病种的分值＝45000÷13385（基准病种次均医疗总费用）×1000（基准分值）≈3362 分。

其他病种同样计算。

（4）不同治疗方式的问题。

各地根据治疗方式的不同，在出院诊断的基础上，对保守治疗、手术治疗（又分为传统手术、微创手术、介入治疗等）等赋予不同的分值。各种手术、检查、治疗操作属于哪种治疗方式，可以参照 ICD – 9 – CM – 3，具体由各地医保局制定。但对于某些检查和治疗操作是否也纳入介入或微创手术治疗，值得商榷。例如将冠脉造影归入介入治疗，当诊断是冠心病时，如果把只是做冠脉造影而没有放支架，与做冠脉造影及同时放支架均归入介入治疗，一样诊断，用一样的治疗方式（介入治疗），支付标准一样，这显然是不合适的。处理各种细分的治疗方式与 ICD – 9 – CM – 3 的关系时，必须有临床医学专家与医保管理专家参与，才能比较准确、合理。病种分值及分值库举例如表 3 – 6 所示：

表 3 - 6　参考病种诊治编码库

序号	编码	代码	诊治方式	名称
1	00.1001	3	介入治疗	化学治疗物质植入
2	00.2401	3	介入治疗	冠状血管的血管内超声显像（IVUS）
20	00.7201	13	修复手术	髋关节置换修复术，股骨成分
41	01.0905	1	传统手术	前囟穿刺引流术
42	01.1201	1	传统手术	脑膜切开活组织检查
43	01.1303	2	微创手术	脑活组织检查，经脑室镜
842	14.3201	9	玻璃体切割	视网膜裂伤修补术，冷冻法
843	14.3301	1	传统手术	视网膜裂伤修补术，氙弧光凝固法
989	17.3903	2	微创手术	乙状结肠部分切除术，经腹腔镜
990	17.5101	3	介入治疗	置入可充电心脏收缩力调节器（CCM）
992	17.5301	3	介入治疗	颅外血管粥样硬化切除术，经皮
5272	88.4101	3	介入治疗	脑血管造影
5273	88.4102	3	介入治疗	颈动脉造影
5274	88.4103	3	介入治疗	脊椎动脉（血管）造影

　　广州市采用将同一诊断的不同诊疗操作进行组合的方式确定病种分值的组合分值，如表 3 - 7 所示：

表 3 - 7　广州市病种分值库（举例）

诊断编码	诊断名称	操作编码	操作名称	分值	费用（元）
A15.6	结核性胸膜炎，经细菌学和组织学所证实	34.0401	保守治疗（含胸腔闭式引流术）	1314	17587.89
		34.9102	保守治疗（含胸腔穿刺抽液术）	1216	16276.16
		34.2001 34.9102	胸膜活组织检查，给胸腔镜/胸穿刺抽液术	2448	32766.48
		n（y）	治疗（含简单操作）	559	7482.215

（续上表）

诊断编码	诊断名称	操作编码	操作名称	分值	费用（元）
A16.0	肺结核，细菌学和组织学检查为阴性	31.4201	保守治疗（含气管镜检查术）	1054	14107.79
		33.2701	保守治疗（含肺活组织检查，经支气管镜）	1216	16276.16
		34.2101	胸腔镜检查（VATS）	2448	32766.48
		34.9101	保守治疗（含胸腔穿刺抽气术）	1216	16276.16
		34.9102	保守治疗（含胸腔穿刺抽液术）	1216	16276.16
		40.1101	保守治疗（含淋巴结活组织检查）	1216	16276.16
		33.2201 33.2403	保守治疗（含光导纤维支气管镜检查术或支气管采样刷检查，经内窥镜）	760	10172.6
		34.0401 34.2401	保守治疗（含胸腔闭式引流术/胸膜穿刺活组织检查）	1216	16276.16
		39.7912 88.4401	支气管动脉腔内栓塞术/支气管动脉造影	2375	31789.38
		n（y）	保守治疗（含简单操作）	680	9101.652

（5）确定病种及分值。

病种分值的计算，乘以 1000 分意义不大，部分城市没有采用此方法，如中山市采用取某一固定参数（2017 年固定参数为 81）的方式，病种费用 = 分值 × 固定参数（其实就是每分费用）。

标准化设想：采用前三年全市所有病种的住院次均医疗总费用作为基准病种次均费用，不设基准分值。

各病种分值 = 各病种前三年次均医疗总费用 ÷ 前三年所有病种次均医疗总费用。

各病种每床日分值 = 各病种床日平均医疗总费用 ÷ 前三年所有病种次均医

疗总费用。

例如，前三年全市次均医疗总费用为 10000 元，阑尾炎非手术、普通手术、腔镜手术分别是 8000 元、9000 元、12000 元，那么分值分别是：8000÷10000 = 0.8，9000÷10000 = 0.9，12000÷10000 = 1.2。其他计算类似。

病种分值库：各病种按上述范围、设定条件计算后汇总成库。

表 3-8   中山市社会医疗保险住院病种分值库（2017 年版）

序号	ICD-10 亚目	疾病名称	代码	诊治方式	分值
1	A01.0	伤寒	0	保守治疗	76
2	A01.4	未特指的副伤寒	0	保守治疗	47
3	A02.0	沙门菌肠炎	0	保守治疗	77
12	A15.0	肺结核，经显微镜下痰检查证实，伴有或不伴有痰培养	0	保守治疗	289
13	A15.0	肺结核，经显微镜下痰检查证实，伴有或不伴有痰培养	7	机械通气	698
14	A15.1	肺结核，仅经痰培养所证实	0	保守治疗	286
15	A15.1	肺结核，仅经痰培养所证实	7	机械通气	651
16	A15.2	肺结核，经组织学所证实	0	保守治疗	130
17	A15.2	肺结核，经组织学所证实	2	微创手术	378

大部分地区对于诊疗方式只读取病案首页第一操作作为治疗的对应方式，而对于多种手术、操作并没有加分值。部分地区拟加以改进，在出院主要诊断的基础上，可以读取多种诊疗方式赋予不同的分值，如广州市是在读取出院主要诊断基础上，结合具体读取的各种诊疗方式进行组合，对其赋予不同的分值。

（6）费用偏差病例的病种分值确定。

医院收治的某一病人住院后，起初病情较轻，这时的住院费用可能较少；而病人住院后病情加重，出现并发症，住院费用可能超出正常水平较多。对这种情况，医保局采用费用偏差病例的方式进行处理，具体费用各地不一样，但少数地方没有专门设置费用偏差病例的结算方式。

费用偏差的定义范围：当参保人员在定点医疗机构发生住院费用高于（1.5倍以上）或低于（80% 以下）该病种在该医疗机构的分值（或费用）时为费用偏差。

各地采用的计算方法不同，例如1.5倍以上的分值确定为：（该病例的住院费用÷基准病种的平均住院费用－1.5＋1）×基准病种分值，80%以下的分值确定为：该病例的住院费用÷基准病种的平均住院费用×基准病种分值。

广州市与其他城市不同，规定当病例医疗总费用为该病种上一年度同级别定点医疗机构次均医疗总费用的50%以下或2倍以上时，为费用偏差病例。其病种分值计算公式为：

费用在50%以下的病例病种分值＝该病例医疗总费用÷上一年度同级别定点医疗机构该病种次均医疗总费用×该病种分值，即据实支付。

费用在2倍以上的病例病种分值＝（该病例医疗总费用÷上一年度同级别定点医疗机构该病种次均医疗总费用－2＋1）×该病种分值，即医院损失该病种的一个标准分值（费用）。

例1：非手术住院治疗

情形1：实际住院费用在标准费用的50%以下。

假设参保人张三因患急性胃炎在A医院住院保守治疗，住院总费用4000元，A医院的分值计算如下：

全市基准病种次均费用为11000元，其分值为1000分，"急性胃炎保守治疗"病种分值为600分。该病种的同级别次均费用为8500元，A医院实际医疗总费用为4000元，该病例在A医院费用＜同级别次均费用的50%，属于费用偏差病例范围。

该病例分值计算：4000（住院实际费用）÷8500（该病种基准费用）×600（该病种基准分值）≈282.35分，远远低于基准分值。

情形2：实际住院费用在标准费用的50%~100%，按标准分值支付。

假设参保人张三因患急性胃炎在A医院住院保守治疗，住院总费用4500元，A医院的分值计算如下：

全市基准病种次均费用为11000元，其分值为1000分，"急性胃炎保守治疗"病种分值为600分。该病种的同级别次均费用为8500元，A医院实际医疗总费用为4500元，同级别次均费用的50%＜该病例在A医院费用＜同级别次均费用的100%，属于标准费用范围。

该病例分值计算：分值等于标准分值600分，医保局支付费用8500元，医院结余4000元。

情形3：实际住院费用在标准费用的100%~200%，按标准分值支付，超额亏损。

假设参保人张三因患急性胃炎在 A 医院住院保守治疗，住院总费用 10000 元，A 医院的分值计算如下：

全市基准病种次均费用为 11000 元，其分值为 1000 分，"急性胃炎保守治疗"病种分值为 600 分。该病种的同级别次均费用为 8500 元，A 医院实际医疗总费用为 10000 元，同级别次均费用的 100% ＜该病例在 A 医院费用＜同级别次均费用的 200%，属于超标准费用范围。

该病例分值计算：分值等于标准分值 600 分，医保局支付费用 8500 元，医院亏损 10000 － 8500 ＝ 1500 元。

情形 4：实际住院费用在标准费用的 200% 以上，按超 2 倍费用偏差病例计算分值。

假设参保人张三因患急性胃炎在 A 医院住院保守治疗，住院总费用 20000 元，A 医院的分值计算如下：

全市基准病种次均费用为 11000 元，其分值为 1000 分，"急性胃炎保守治疗"病种分值为 600 分。该病种的同级别次均费用为 8500 元，A 医院实际医疗总费用为 20000 元，该病例住院费用＞同级别次均费用的 2 倍，属于费用偏差病例范围。

该病例分值计算：（20000 ÷ 8500 － 2 ＋ 1）× 600 ≈ 811.76 分，费用超额 135.29%，分值只增加 211.76 分（35.29%），医保局支付费用 11500 元，医院超额 8500 元（超额一个此病种基准费用，超 2 倍按项目结算）。

例 2：手术治疗

情形 1：标准分值支付。

假设参保人王六因患腹股沟疝在 A 医院住院手术治疗，使用国产补片 800 元，没有使用其他消耗性材料，住院总费用 6500 元，A 医院的分值计算如下：

全市基准病种次均费用为 11000 元，其分值为 1000 分，"腹股沟疝"手术治疗病种分值为 600 分。该病种的同级别次均费用为 8500 元。同级别次均费用的 50% ＜该病例在 A 医院费用＜同级别次均费用的 100%，属于标准费用范围，按标准分值支付。

该病例分值计算：等于标准分值 600 分，医保局支付费用 8500 元，医院结余：8500 － 6500 ＝ 2000 元。

情形 2：超额分值计算（100% ~ 200%）。

假设参保人王六因患腹股沟疝在 A 医院住院手术治疗，使用进口补片 4000 元，使用一块止血纱块 400 元，住院总费用 11000 元，A 医院的分值计算如下：

全市基准病种次均费用为 11000 元，其分值为 1000 分，"腹股沟疝"手术治疗病种分值为 600 分。该病种的同级别次均费用为 8500 元。同级别次均费用的 100%＜该病例在 A 医院费用＜同级别次均费用的 200%，属于超标准费用范围，按标准分值支付。

该病例分值计算：分值等于标准分值 600 分，医保局支付费用 8500 元，医院亏损 11000－8500＝2500 元。

情形 3：超额分值计算（超 2 倍）。

假设参保人王六因患腹股沟疝在 A 医院住院手术治疗，使用进口补片 8000 元、两块止血纱块 800 元、可吸收缝线 900 元、防粘连膜 1500 元，住院总费用 17800 元，A 医院的分值计算如下：

全市基准病种次均费用为 11000 元，其分值为 1000 分，"腹股沟疝"手术治疗病种分值为 600 分。该病种的同级别次均费用为 8500 元。同级别次均费用的 200%＜该病例在 A 医院费用，属于超 2 倍。

该病例分值计算：（17800÷8500－2＋1）×600≈656.47 分，费用超额 109.41%，分值只增加 56.47 分（9.41%），医保局支付费用 9300 元，医院超额 17800－9300＝8500 元（超额一个此病种基准费用，超 2 倍按项目结算）。

从例 2 我们可以看到，手术科室控制住院成本，特别是高值耗材、消耗性材料的使用，降低住院费用，就能够结余。

对于费用异常的病例，有些地方采用单议，如超过 2.5 倍进行单议，或超过一定住院费用如 18 万元进行单议，评审合格按 90% 支付；有些地方采用超过单议如 2.5 倍以上按项目结算的方法，总体上处于各自不同的状态。

标准化建设设想：从以上的计算公式可以看出，使用住院费用计算费用异常病例比使用分值要直观和方便临床管理。建议所有费用异常的病例按以下标准化计算：

费用在 50% 以下的病例病种分值＝该病例医疗总费用÷上一年度（或前三年）同级别定点医疗机构该病种次均医疗总费用×该病种分值。

费用在 2 倍以上的病例病种分值＝［该病例医疗总费用÷上一年度（或前三年）同级别定点医疗机构该病种次均医疗总费用－2＋1］×该病种分值。

表 3 - 9　分值计算方法设想

		50%以下	50% ~ 100%	100% ~ 200%	200%以上
医保局公布分值库及测算费率	计算公式	住院实际费用 ÷ 该病基准费用 × 该病种分值			（住院实际费用 ÷ 该病基准费用 - 2 + 1）× 该病种分值
	基准分值	600	600	600	600
	基准次均医疗费用（元）	8500	8500	8500	8500
	每分费用（元）	8500 ÷ 600 ≈ 14.17	8500 ÷ 600 ≈ 14.17	8500 ÷ 600 ≈ 14.17	8500 ÷ 600 ≈ 14.17
医院实际费用	病人住院费用（元）	4000	4500	10000	20000
	得到的分值	4000 ÷ 8500 × 600 ≈ 282.35	标准分值600分	标准分值600分	（20000 ÷ 8500 - 2 + 1）× 600 ≈ 811.76
	医保局支付费用（元）	282.35 × 14.17 ≈ 4000，据实支付	标准分值8500	标准分值8500	811.76 × 14.17 ≈ 11500
	结余（元）	0	8500 - 4500 = 4000	8500 - 10000 = - 1500	11500 - 20000 = - 8500

（7）无病种分值病种。

未列入病种分值表的病种为无病种分值病种。医保局确定病种分值库以后，并不是将 ICD - 10 的所有病种纳入。在临床诊疗过程中，会出现一些病种分值库没有的疾病，对于这些病例，医保局制定了结算方式，各地有所不同，基本计算方法如下：无病种分值病种分值 =（该病种合理住院费用 ÷ 基准病种的住院费用）× 基准病种分值 × 90%，对于乘以 90% 是否合理，值得商榷。部分城市只设置了固定的特别病种，并给每一诊疗方式一个固定分值。

表 3 – 10　中山市特别病种分值

ICD – 10 类目	序号	ICD – 10 亚目	疾病名称	代码	诊治方式	分值
病种以外	4651	TBBZ	特别病种	0	保守治疗	65
	4652	TBBZ	特别病种	1	传统手术	165
	4653	TBBZ	特别病种	2	微创手术	152
	4654	TBBZ	特别病种	3	介入治疗	478

广州市将未纳入病种分值库的统称为综合病种。分值结算与其他病种结算一致，不打折。

综合病种分值＝各病种次均医疗总费用÷基准病种次均医疗总费用×1000。

综合病种每床日分值＝各病种床日平均医疗总费用÷基准病种次均医疗总费用×1000。

广州市综合病种分值确定取出院主要诊断 ICD – 10 开头第一个英语字母进行分组测算，得出分值，没有按照不同的诊疗方式给以不同的分值，具体见表3 – 11。

表 3 – 11　广州市综合病种分值库

诊断编码	诊断名称	操作编码	操作名称	分值	费用（元）
A	综合病种			1247	16691.10
B	综合病种			1180	15794.30
C	综合病种			2672	35764.72
D	综合病种			1715	22955.28
E	综合病种			934	12501.59
F	综合病种			895	11979.58
G	综合病种			1286	17213.11
H	综合病种			713	9543.51
I	综合病种			2470	33060.95
J	综合病种			1276	17079.26
K	综合病种			1328	17775.28
L	综合病种			734	9824.59
M	综合病种			1654	22138.79
N	综合病种			804	10761.54
O	综合病种			484	6478.34

（续上表）

诊断编码	诊断名称	操作编码	操作名称	分值	费用（元）
P	综合病种			611	8178.24
Q	综合病种			1854	24815.79
R	综合病种			1011	13532.24
S	综合病种			1161	15539.99
T	综合病种			1547	20706.60
U	综合病种			2987	39981.00
W	综合病种			890	11912.65
X	综合病种			1576	21094.76
Y	综合病种			946	12662.21
Z	综合病种			883	11818.96

标准化建设设想：由于不同地方对于无病种分值病种制定的政策差异很大，建议最好能按照标准的计算公式赋予分值，即无病种分值病种分值 = 各病种次均医疗总费用÷基准病种次均医疗总费用×基准分值。

（8）转科。

各地对于患者住院期间出现转科的问题的应对方法各有不同。部分地区没有细分转科，即不增加分值，因为在统计病种费用时运用的历史数据包含了转科和没有转科的平均数；部分地区规定无论转科多少次，只要从一个科室转另一个科室治疗，两次均完成全部治疗治愈出院，则按两个病种的分值分别结算；部分地区采取按出院主要诊断疾病分值乘1.8倍的计算方法。

意义：避免分解住院，方便患者。

缺点：医院为增加分值，将不必转科的病人转科。

标准化建设设想：建议采取出院主要诊断疾病分值＋第一科出科时主要诊断疾病分值，中间转科几次不再计算分值的计算方法。

（9）材料和单双侧手术问题。

不同的地区对于这方面有各种做法。

（10）权重系数：按医疗机构等级确定。

不同医院设置不同的权重系数，以调节不同的医疗服务成本付出。大部分采用简单的方法，权重系数按三级甲等定点医疗机构1、其他三级定点医疗机构0.9、二级定点医疗机构0.8、一级定点医疗机构0.7、乡镇卫生院0.45分别确定，各地系数有所调整。医院具体分值即以该病种分值乘以权重系数得折合分值。不同的医院的系数可以由以往的各级医院次均费用结合临床成本核算。不同医院不同病种设置不同权重系数，引导分级诊疗。但这种简单方式构建的权重系数存在不合理性，可以采用更加精细的测算，如利用病例 DRGs 入组率、CMI 值、高低风险死亡率、三四级手术比例、CD 型比例、医院等级等计算。

广州市综合考虑定点医疗机构级别、病种结构、功能定位等因素，确定权重系数，病种分值表和权重系数清算年度内不作调整。

①基本权重系数。

以不同级别医疗机构相同病种（不含综合病种）医疗费用比例关系作为基本权重系数，三级医院初始值设置为 1。

②加成权重系数。

a. CMI 加成系数。CMI 即定点医疗机构病例组合指数，可综合反映定点医疗机构收治的病种结构及能力。计算公式为：某病种分值 = 该病种次均总费用 ÷ 基准病种次均总费用 ×1000，某定点医疗机构 CMI = 该院所有病例总分值 ÷ 该院总例数 ÷1000。

CMI≥1 时，加成 1 百分点；CMI 每增加 0.1，多加成 1 百分点。最高加成 10 百分点。

计算 CMI 时以具体病种组合数据计算，不含综合病种。

b. 分级管理等级评定加成系数。定点医疗机构分级管理等级评定为 AAA 级的，加成 1.5 百分点；分级管理等级评定为 AA 级的，加成 0.5 百分点。

c. "登峰计划"定点医疗机构加成系数。属于"登峰计划"定点医疗机构的，加成 0.5 百分点。

d. 重点专科加成系数。有国家、本省或本市卫生部门评定的重点专科的定点医疗机构加成 0.5 百分点。重点专科只定性，不计数。同一证照的，则各院区均加成，否则只加成获得认证的院区。定点医疗机构级别、相关资质或评级指标，以年度结束时状态为准，年度内不作调整。

e. 老年患者比例加成系数。定点医疗机构 60 岁（含）以上老年人住院人次占比大于等于全市平均水平时，加成 1 百分点；平均水平上每增加 0.1%，依次多加成 1 百分点。最高加成 5 百分点。

（11）考核指标（系数）。

各地考核指标不同，主要包括重复住院率、人均住院费用增长率、实际报销比例、大型设备检查阳性率、跨县（市）住院率、自费率、年度检查结果、病例评审得分、ICD 编码正确率等。

（12）预算管理：包括每月支付医疗机构费用（月度预结算）、全市支出总额。

①月度预结算。

方法1：根据可分配住院医疗费用总额及各医院每月出院参保病人病种分值之和（按相应等级系数折算后的分值），计算出当月分值的具体价格。按各医院出院病人的分值分别结算费用。

方法2：广州市以各定点医疗机构当月申报的纳入按病种分值付费结算范围病例所发生的统筹基金记账金额为基数，由医保经办机构按照95%的比例预拨付给各定点医疗机构。月度预结算金额 = 当月申报住院总费用×记账率×95%。例如：当月住院总费用100000元，记账率75%，当月预拨100000×75%×95% = 71250元。

标准化建设设想：采用广州模式，方便计算管理。

②全市支出总额：各地方法不同，下面以广州市为例。

测算出当年可供分配的统筹基金总额及定点医疗机构住院医疗费用可分配总额：

全市年度住院统筹基金支出总额 = 全市上年度住院统筹基金实际支出总额×（1 + 全市年度住院统筹基金支出增长率）+ 全市年度按病种分值付费调节金支出总额。

全市年度住院统筹基金支出增长率 = （全市上年度参保人员住院就医人数增长率 + 1）×（全市上年度医疗保健消费价格同比增长率 + 1）- 1。

全市年度按病种分值付费调节金支出总额 = 全市上年度按病种分值付费调节金支出总额×（全市上年度医疗保健消费价格同比增长率 + 1）。

2018年全市按病种分值付费调节金支出总额为2017年全市住院统筹基金实际记账费用总额的5%。

全市年度住院统筹基金支出增长率高于省下达的医疗费用增长率控制目标或省、市规定公立医院医疗费用增长幅度的，按省、市规定确定基金支出增长率。

全市年度按病种分值付费统筹基金支出总额 = 全市年度住院统筹基金支出总额 - 全市异地住院就医参保人年度实际记账金额 - 全市年度非按病种分值付费项目住院统筹基金支出总额 - 全市年度按病种分值付费调节金支出总额 + 全市社会医疗保险医疗联合体签约参保人员在签约医疗联合体外定点医疗机构发生的实际记账费用总额。

由于采用住院总费用进行支付，故必须测算可支出总费用，医疗总费用 = 基金支出总额÷（实际记账÷实际总费用）（记账率）。要特别注意，医疗总费用并不是实际产生的住院医疗总费用，是由基金支出总额决定的。

广州市实行调节金、预付金、保证金制度。

（13）年度清算。

①各定点医院年度统筹基金支付金额清算方法。

年终进行清算。定点医院住院服务不足病种分值的下限（如80%），医保据实结算费用；服务达到下限（80%～100%），按100%计算分值，支付费用；病种分值100%与上限（如150%）之间的，由定点医院自负；超过上限（如150%），经审核属于重大、疑难因病施治费用的，医保予以结算（各地存在不同分段及补充比例）。

②广州市清算方法。

A. 清算范围及时间。

清算年度为每年1月1日至12月31日，每一病例以费用结算数据（申报表）和病案首页数据均上传完成时间为准。

B. 医疗机构记账率：记账费用÷住院总费用。

C. 计算定点医疗机构年度分值。

各定点医疗机构年度分值＝∑［各病种（床日）分值×定点医疗机构年度各病种病例（床日）数×权重系数］＋定点医疗机构费用偏差病例总分值×权重系数×当年度病例评审得分占病例评审总分比＋定点医疗机构综合病种总分值×权重系数×当年度病例评审得分占病例评审总分比－审核扣减分值×权重系数。

D. 计算全市病种每分值费用（费率）。

全市总分值＝∑各定点医疗机构年度各病种（床日）分值。

全市病种每分值费用＝全市年度按病种分值付费住院医疗总费用总额÷全市定点医疗机构年度分值总和。

E. 各定点医疗机构年度统筹基金支付总额可根据医疗机构年度总分值及全市每一分的费用计算。

各定点医疗机构按病种分值付费年度统筹基金预决算支付总额＝定点医疗机构年度分值×全市病种每分值费用×当年度定点医疗机构住院实际医疗总费用统筹基金支付率×年度考核系数－审核扣减金额。

F. 决算支付总额。

根据医疗机构实际产生的记账费用与统筹基金预决算支付总额的比例（实际使用率）进行结算支付清算。

实际住院费用使用率＝住院总费用×记账率÷定点医疗机构按病种分值付

费年度统筹基金预决算支付总额。

年度各定点医疗机构纳入按病种分值付费范围参保人员住院发生的实际记账费用总额在各定点医疗机构按病种分值付费年度统筹基金预决算支付总额80%以下的，各定点医疗机构按病种分值付费年度统筹基金决算支付总额等于纳入按病种分值付费范围参保人住院发生的实际记账费用总额减去审核扣减金额，即住院发生的实际记账费用总额减去审核扣减金额。在80% ~ 100%（含80%和100%）的，各定点医疗机构按病种分值付费年度统筹基金决算支付总额等于各定点医疗机构按病种分值付费年度统筹基金预决算支付总额，即等于标准分值支付，是定点医疗机构最好的费用控制范围。在100%以上的，各定点医疗机构按病种分值付费年度统筹基金决算支付总额 = 各定点医疗机构按病种分值付费年度统筹基金预决算支付总额 + 各定点医疗机构按病种分值付费调节金。

各定点医疗机构按病种分值付费调节金按以下规定支付：各定点医疗机构纳入按病种分值付费范围参保人员住院发生的实际记账费用年度总额，与各定点医疗机构按病种分值付费年度统筹基金预决算支付总额，两者之间的差额在各定点医疗机构按病种分值付费年度统筹基金预决算支付总额10%（含10%）以内的部分，由全市年度按病种分值付费调节金支出总额以各定点医疗机构前述差额70%的标准支付相应调节金费用。两者差额超过各定点医疗机构按病种分值付费年度统筹基金预决算支付总额10%以上的部分，不纳入调节金计算范围。当全市各定点医疗机构按病种分值付费调节金累计金额大于全市年度按病种分值付费调节金支出总额时，由全市年度按病种分值付费调节金支出总额根据前述计算结果按比例支付。

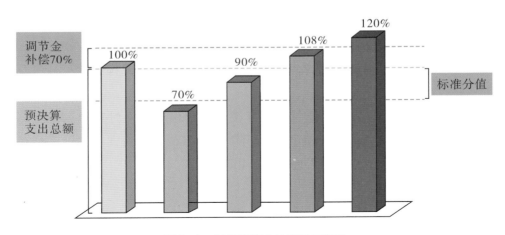

图 3－1　年终清算支付情况示意图

各定点医疗机构按病种分值付费年度清算统筹基金支付金额＝各定点医疗机构按病种分值付费年度统筹基金决算支付总额－月度预结算金额。

③年度清算举例（广州医保）。

某医院全年收治符合"急性胆囊炎保守治疗"病种病例10人次，每人次实际医疗总费用刚好都为8500元，实际记账金额都为6000元。该院收治"急性胆囊炎手术治疗"病种病例1人次，实际医疗总费用为35000元，实际记账费用为24000元。

该医院权重系数为0.98，医保经办机构在审核时发现重复收费金额为500元，年度无扣减分值。当年度该医院费用偏差病例和综合病种病例评审得分为99分（总分为100分）。年度考核系数为0.99。

"急性胆囊炎保守治疗"病种与该医院同级别次均费用为8500元，"急性胆囊炎手术治疗"病种与该医院同级别次均费用为15000元。当年度"急性胆囊炎保守治疗"病种分值为600，"急性胆囊炎手术治疗"病种分值为1200。

全市当年度只有该医院发生了住院费用。全市年度按病种分值付费统筹基金支出总额为70000元。全市年度按病种分值付费调节金支出总额为4500元。

A. 计算定点医疗机构年度分值：

该医院年度分值＝∑［各病种（床日）分值×定点医疗机构年度各病种病例（床日）数×权重系数］＋定点医疗机构费用偏差病例总分值×权重系数×当年度病例评审得分占病例评审总分比＋定点医疗机构综合病种总分值×权重系数×当年度病例评审得分占病例评审总分比－审核扣减分值×权重系数。

标准病种分值＝600×10×0.98＝5880分。

偏差病例分值＝（35000÷15000－2＋1）×1200×0.98×99÷100≈1552分。

综合病种分值：0。

扣减分值：0。

该医院年度分值＝5880＋1552＋0＝7432分。全市当年度只有该医院发生了住院费用，该医院年度分值也是全市分值。

B. 全市病种每分值费用计算：

全市病种每分值费用＝全市年度按病种分值付费住院医疗总费用总额÷全市定点医疗机构年度分值总和。

医疗总费用＝基金支出总额÷（实际记账÷实际总费用）。

该医院实际记账费用＝6000×10＋24000＝84000元。

记账率 = 84000 ÷ （8500 × 10 + 35000） = 0.7。

全市只有该医院发生了住院费用，故全市记账率也是 70%。

全市医疗总额 = 70000 ÷ 0.7 = 100000 元。

全市每分值费用 = 100000 ÷ 7432 ≈ 13.46 元。

C. 各定点医疗机构按病种分值付费年度统筹基金预决算支付总额计算：

各定点医疗机构按病种分值付费年度统筹基金预决算支付总额 = 各定点医疗机构年度分值 × 全市病种每分值费用 × 当年度定点医疗机构住院实际医疗总费用统筹基金支付率（记账率）× 年度考核系数 − 审核扣减金额 = 7432 × 13.46 × 0.7 × 0.99 − 500 ≈ 68824.06 元。

D. 决算支付总额计算：

实际记账总额与预决算总额比值 = 84000 ÷ 68824.06 ≈ 122.05%。

属于第三种情形：在 100% 以上的，各定点医疗机构按病种分值付费年度统筹基金决算支付总额 = 各定点医疗机构按病种分值付费年度统筹基金预决算支付总额 + 各定点医疗机构按病种分值付费调节金。在各定点医疗机构按病种分值付费年度统筹基金预决算支付总额 10%（含 10%）以内的部分，由全市年度按病种分值付费调节金支出总额按各定点医疗机构前述差额 70% 的标准支付相应调节金费用。

各定点医疗机构按病种分值付费调节金 = 68824.06 × 10%（10% 以内部分补偿）× 70%（记账率）≈ 4817.68。

计算得到的调节金（4817.68 元）大于全市年度按病种分值付费调节金支出总额（4500 元），应按比例支付。因假设全市只有该医院发生了费用，则取 4500 元。

决算支付总额 = 各定点医疗机构按病种分值付费年度统筹基金预决算支付总额 + 各定点医疗机构按病种分值付费调节金 = 68824.06 + 4500 = 73324.06 元。

该医院实际记账金额 84000 元，医保局支付 73324.06 元，医院最终亏损 10675.94 元。

（14）政策小结。

每月将病案首页上传给医保局，医保局从病案首页读取出院诊断（第一诊断）、手术操作，决定每一例病人的病种及分值，因此病案首页填写是否准确是关键。病案首页质量涉及医师、编码员、信息部门、计财部门、医保部门。

出院诊断（第一诊断）及不同的诊疗操作决定符合哪个病种及相应的分值。

要合理控制成本，把握单个病例费用、全院住院费用使用率。

只有年终才能知道每分的费用和每个病种的费用，费用控制难以把握。

结算费用为住院总费用,包括自费部分。

年终清算涉及关键指标。广州医保实行合理结余留用,合理超额分担。

每个病种费用分值计算:广州医保最好费用(分值)区间是50%～100%,保证按该病种的基准分值支付,科室每例结算病例实现结余。

年终记账总额(实际记账总额与预决算总额比值计算):广州医保控制在80%～100%,保证医保局按基准分值全额支付,医院年终清算结余。

广州医保超额100%～110%记账金额补偿70%(按照记账率70%计算),超过110%以上部分不予支付。故广州医保超额最终不能超过110%。其他地方医保没有实行此政策,故不能超过100%。

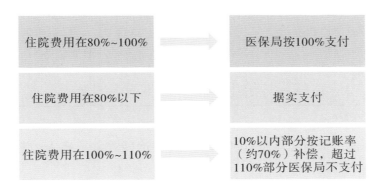

图3-2 医院住院费用使用率与医保局支付费用比例的关系

医院在进行按病种分值付费的管理过程中需要重点把握以下几个关键点:

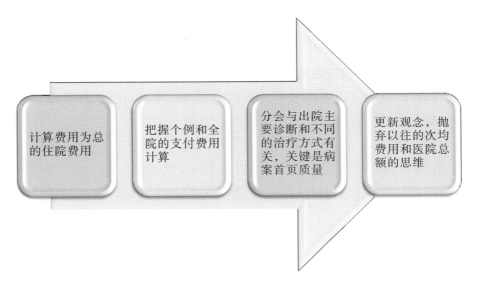

图3-3 按病种分值付费的管理关键点

4. 按病种分值付费与以往结算类型的异同

相同点为都以控费为目标，与实际治疗过程成本无关，治疗成本高则超额。不同点为按病种分值付费以疾病为结算基础。具体区别如表 3 - 12 所示：

表 3 - 12　按病种分值付费与以往结算类型的不同

	以往政策	按病种分值付费
结算方式	次均	分值
	人次	疾病为基础
总额	医院	地区
定额标准（费率）	费用明确	没有明确目标
	年头知道	年终知道
	每例费用一致	分值（费用）高低不同
信息来源	结账员填报	病案首页
清算	每月按申报	月预结

按病种分值付费的优点是有利于大医院收治疑难危重病人，避免出现低标准住院，有利于分级诊疗。

由于按病种分值付费的信息来源于病案首页，所以，病案首页管理在按病种分值付费中起着非常主要的作用。

第六节　DRGs 付费结算操作

如前所述，DRGs 付费是指根据患者年龄、疾病诊断、合并症和并发症、治疗方式、病症严重程度以及疗效等多种因素，将诊断相近、治疗手段相近、医疗费用相近的住院患者分入若干病组，然后以确定的限额对各个病组支付医疗费用的付费方式。

利用 DRGs 付费进行医保支付，包括标准的支付方式和按病组分值付费两种形式。国内目前大部分采用的是总额控制下的按病组分值付费，包括北京、金华、佛山等城市。

一、DRGs 标准的支付方式

利用 DRGs 分组器进行分组，根据分组后每组的权重进行支付，具体方法如下：

（1）编码标准化：实行 DRGs 付费的地区病案首页全部采用统一疾病诊断编码（如 ICD－10）和手术操作编码（如 ICD－9－CM－3）。

（2）规范填写病案首页。

（3）通过分组器对全市所有病例进行分组并纠偏。

（4）确定组数、总权重：年终将全市所有实行 DRGs 付费的病例进行分组，计算所有病例的总权重。

（5）确定费率：全市费率＝医保局可支付总额÷总权重。

（6）医院总权重：医院对实行 DRGs 付费的病例进行分组，计算本医院所有病例的总权重。

（7）支付医院费用：医院费用＝医院总权重×费率。

（8）其他：包括费用偏差病例、权重系数、考核系数等。

（9）传统 DRGs 付费年终清算举例。

表 3－13　DRGs 清算分析表（传统 DRGs 付费）

医院编号	定额人次	医院实际费用举例（元）	医院结余（元）	总权重	CMI	按权重结算医院费用（元）
A	449	9444468.08	－1568488.60	400.44	0.89	7875979.48
B	489	12488410.51	－3605610.06	451.63	0.92	8882800.45
C	749	10304901.63	1679198.51	609.31	0.81	11984100.14
D	32	1686720.17	－336097.08	68.67	2.15	1350623.09
E	21	908490.32	131570.10	52.88	2.52	1040060.42
F	4	419200	－119848.27	15.22	3.81	299351.73
G	10	233617.64	－35951.09	10.05	1.01	197666.55
H	4	149469.96	－101085.91	2.46	0.62	48384.05
I	14	331538.37	－92961.73	12.13	0.87	238576.64
J	159	9403157.46	－598440.21	447.66	2.82	8804717.25
K	70	3915331.71	－366577.89	180.43	2.58	3548753.82
L	5	25988.45	28492.78	2.77	0.55	54481.23

（续上表）

医院编号	定额人次	医院实际费用举例（元）	医院结余（元）	总权重	CMI	按权重结算医院费用（元）
M	40	587329.5	168327.11	38.42	0.96	755656.61
N	179	3667239.83	−549615.45	158.51	0.89	3117624.38
O	116	1591752.58	209471.58	91.58	0.79	1801224.16
总计	2341	55157616.21	−5157616.21	2542.16	1.09	50000000.00
医保可支付医疗费用（元）	50000000.00					
每权重费用（费率）（元）	19668.31					

在清算分析基于同类医院，没有权重系数、考核系数等的情况下，全部是按照权重计算医保费用支出，医院实际费用高于支付费用即出现超额。

二、DRGs改良版支付方式（按病组分值付费）

目前国内主要采用总额控制下的按病组分值付费，既采用了DRGs的分组，又与传统的方式不同，用历史住院费用进行分组分值测算，实行总额控制下的按病组分值付费。具体做法如下：

（1）编码标准化：实行DRGs付费的地区病案首页全部采用统一疾病诊断编码（如ICD－10）和手术操作编码（如ICD－9－CM－3）。

（2）规范填写病案首页。

（3）通过分组器对全市所有病例进行分组并纠偏。

（4）确定组数、每组次均费用：使用DRGs对全市前三年的病例进行分组，计算每组的次均费用。

（5）确定病组分值及分值库：

病组分值＝每组次均费用÷全市次均费用×100，得出每组的分值，汇总形成分值库。医院住院病例点数＝对应的病组基准点数×医疗机构系数。

表 3 - 14　分组及点数计算举例

DRG 名称	例数	住院医疗费总金额（元）	权重	次均权重	次均费用（元）	点数
总计	2862	95099018.00	3607.47	1.26	33228.20	每组次均÷总次均×100
FL29—经皮心脏射频消融术和/或心脏冷冻消融术，除房扑、房颤外其他心律失常	279	10835848.00	273.4	0.98	38838.20	116.88
FQ13—经皮心导管检查操作，伴有一般并发症或伴随症	267	3810617.80	186.90	0.70	14272.00	42.95
PB19—新生儿（小于 29 天）心血管手术	261	21510410.00	850.86	3.26	82415.40	248.03
FS23—冠状动脉粥样硬化，伴有一般并发症或伴随症	189	1773866.80	177.66	0.94	9385.54	28.25
FS25—冠状动脉粥样硬化，不伴有并发症或伴随症	168	1734144.90	147.84	0.88	10322.30	31.06
FL19—经皮心脏射频消融术和/或心脏冷冻消融术，伴房颤和/或房扑	155	12297472.00	285.20	1.84	79338.50	238.77
FV39—胸痛	152	1027995.70	63.84	0.42	6763.13	20.35
BN11—脑血管影像检查，伴有严重并发症或伴随症	113	4061849.30	169.50	1.50	35945.60	108.18

（续上表）

DRG 名称	例数	住院医疗费总金额（元）	权重	次均权重	次均费用（元）	点数
BN13—脑血管影像检查，伴有一般并发症或伴随75症	96	2541072.60	114.24	1.19	26469.50	79.66
FS21—冠状动脉粥样硬化，伴有严重并发症或伴随症	75	822288.61	77.25	1.03	10963.80	33.00
FS13—心绞痛，伴有一般并发症或伴随症	68	740715.10	64.60	0.95	10892.90	32.78
FT25—高血压，不伴有并发症或伴随症	54	346580.51	29.70	0.55	6418.16	19.32

（6）确定费率：每点数费用（费率）＝（全市年度病组点数可分配统筹基金总额＋全市年度参保人住院个人自付总额）÷全市年度病例总点数。

（7）计算医院总点数：医院对实行 DRGs 付费的病例进行分组，计算本医院所有病例的总点数。各医院总点数＝∑各病组点数×例数±奖罚点数。

（8）支付医院费用：医保基金应支付金额＝各医院总点数×考核清算系数×每点数费用－该院参保人住院个人自付总额。

（9）费用偏差病例：费用偏差较大（50%以下或者200%以上）病例特殊处理（各地会有所不同）。

该病种基准费用50%以下的病例病组点数＝该病例医疗总费用÷当年同类别医疗机构对应的病组人次均住院总费用×该病组基准点数×医疗机构系数。

该病种基准费用200%以上的病例病组点数＝［（该病例医疗总费用÷当年同类别医疗机构对应的病组人次均住院总费用－2）×40%＋1］×该病组基准点数×医疗机构系数。

每个病例的医疗总费用在该病组当年同类别医疗机构次均结算费用的50%～200%，按标准点数支付；在费用的50%以下，据实支付点数；在费用的

200%以上，200%以内损失一个标准点数，200%以上部分按40%支付。

假设胃炎的基准费用标准是10000元，住院费用4000~21000元的区别如图3-4所示。

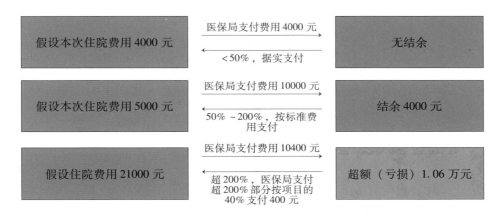

图3-4　费用偏差病例举例

（10）高额费用病例的倾斜处理（各地有所不同）。

在符合病组点数表结算条件的所有住院病例中按一定比例设立，某年的比例暂定为2‰。

各定点医院年度内各病例住院总费用÷全市人次均住院医疗总费用×100 - 病组点数表中对应病组点数 = 点数差。

在按病组分值库的所有病例中，将各病例按点数差从高到低排序，排序前2‰的病例为高额费用病例（不足一人次的，按一人次算）。

高额费用病例病种分值 = 住院总费用÷全市人次均住院医疗总费用×100。

（11）其他：包括权重系数、考核系数、无法入组的特病单议等（各地有所不同）。

例如，广东某市考核清算系数 = （人次人头比增长率指标 + 人均病组结算费用增长率指标 + 疾病诊治编码准确率指标）÷3。

（12）年度清算：结余留用，超额不补（各地有所不同）。

医保基金应支付金额 = （某医院总点数±奖罚点数）×考核清算系数×每点数费用 - 该院参保人住院个人自付总额。

医疗机构人次均医疗费用增长幅度低于9.5%的，在年度总点数的基础上增加1%。

医疗机构年度清算拨付金额 = 医疗机构年度实际支付总额 - 月度已预拨总

额（含月度审核扣款总额）。

医疗机构实际费用使用率 = 实际住院总费用 ÷ 医保基金应支付金额（住院费用）。

未达到70%的，直接将实际统筹基金报销总额作为年度实际支付总额；占70% ~ 90%的，以医疗机构住院实际统筹基金报销总额的110%作为年度实际支付总额；占90% ~ 100%的，以医疗机构住院年度应支付总额作为年度实际支付总额。

支付方式举例：按计算，医保基金应支付金额为1亿元，医院实际使用费用不同时的结余情况如图3 - 5所示：

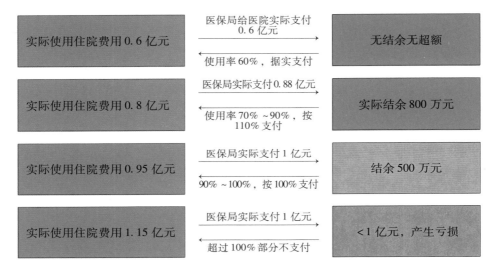

图3 - 5　年度清算举例

从以上可以看到，医院控制费用包括对个例和总的治疗费用进行控制。个例费用控制在50% ~ 100%，全院实际费用控制在70% ~ 100%最好，每组的次均费用目标增长不能超过基金支付的增长。

三、按病组分值付费与传统 DRGs 付费的异同

按病组分值付费与传统 DRGs 付费都基于 DRGs 分组器进行分组，考虑病人的并发症、合并症、年龄、手术、疾病严重程度、转归等因素，相比以前的付费方式更加合理。

按病组分值付费与传统 DRGs 付费最大的不同是按病组分值付费尊重历史费

用，没有使用分组的权重，而是使用病组分值（点数），分值的计算基于历史费用，这就可能出现权重高而点数反而低的情况。表 3 - 15 为笔者实际统计的权重与实际计算点数不一致情况。

表 3 - 15　权重与实际计算点数不一致情况

DRG名称	例数	总权重	次均费用（元）	点数	组权重
BC19—出血性脑血管病手术	3	9.69	105531.21	317.66	3.23
BE19—颈部及颅内血管内介入手术	13	23.27	56211.64	169.20	1.79
BN11—脑血管影像检查，伴有严重并发症或伴随症	113	169.50	35945.57	108.20	1.50
BN13—脑血管影像检查，伴有一般并发症或伴随症	96	114.24	26469.51	79.67	1.19
BN15—脑血管影像检查，不伴有并发症或伴随症	39	43.68	31621.95	95.18	1.12
BR21—脑缺血性疾病，伴有严重并发症或伴随症	6	7.08	34928.14	105.14	1.18
BR23—脑缺血性疾病，伴有一般并发症或伴随症	6	5.94	22971.02	69.14	0.99
BR25—脑缺血性疾病，不伴有并发症或伴随症	5	4.40	27733.49	83.48	0.88
BT25—神经系统的其他感染，不伴有并发症或伴随症	2	2.32	3261.35	9.82	1.16
ER25—肺栓塞，不伴有并发症或伴随症	4	5.12	18518.04	55.74	1.28

我们看到，"BN15—脑血管影像检查，不伴有并发症或伴随症""BR21—脑缺血性疾病，伴有严重并发症或伴随症"的组权重是 1.12、1.18，要低于"BN13—脑血管影像检查，伴有一般并发症或伴随症"的 1.19。但按照历史费用计算点数，则出现"BN15—脑血管影像检查，不伴有并发症或伴随症"（95.18）、"BR21—脑缺血性疾病，伴有严重并发症或伴随症"（105.14）反而要高于"BN13—脑血管影像检查，伴有一般并发症或伴随症"（79.67）的情况。所以，如果单纯按照历史费用统计，会出现一些与疾病传统 DRGs 分组器权

重不一致的情况。

四、操作流程

（1）上传病案首页：医疗机构如果是新开展 DRGs 付费的，上传前三年病案首页，作为医保局的测算数据；已开展 DRGs 付费的，按照医保局要求定期上传病案首页。

（2）分组测算：医保局根据医疗机构上传的前三年病案首页，通过分组器进行分组，测算每组的点数（分值）。已开展付费的，医保局将医疗机构的病案进行分组汇总。

（3）公布相关政策、分值库：医保局根据各地政策，制定相关的政策，包括分组、分值、权重系数、考核系数、月支付、年终清算、费用偏差处理、医疗机构等级划分等指标。已开展付费的，按照相关规定执行。

（4）月预结算：各地方法不同，未形成分值库的，则按照历史 1—10 月份平均住院费用暂支付，或以每月申报费用的 90% 暂支付。

（5）年终清算：根据年终清算的政策处理。

（6）病案上传与申报支付时限：各地都对病案上传和报表申报设定了上限，没有在规定时限申报的，医保局只预付已经上传和申报匹配的病人费用，资料不全或没有申报上传的，只能在下个月上传申报支付费用。

（本章撰写人：陈维雄）

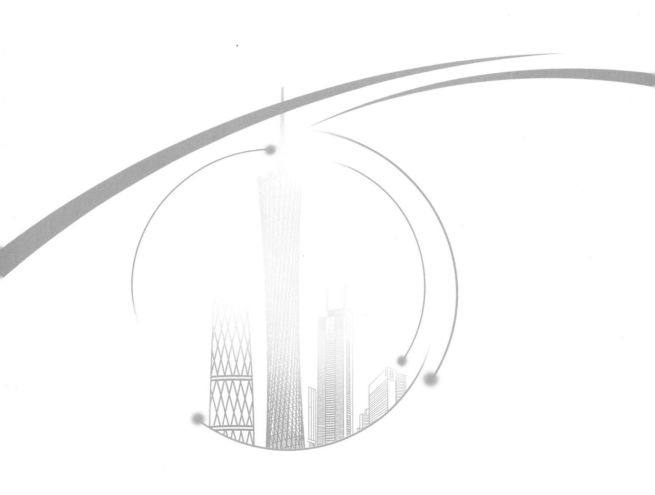

第四章

按病种付费医院应对管理

第一节　单病种、按病种付费的医院管理策略

按病种付费与以往的结算方式完全不同。每一病种均有费用结算标准，有利于医院在保障医疗安全、医疗质量的前提下合理控费。按病种付费管理实行事前、事中及事后全程管理，并持续改进。管理策略具体如下：

一、提前应对

医保局在实行按病种付费之前，多次征求医疗机构的意见，注意及时提供相关的医疗资料与意见以供参考。同时，可以协会的名义组织征求相关医疗机构意见，向医保局集中反映。

医疗机构根据初步的征求意见方案进行测算，提出应对方案，主要是信息系统的提醒功能。

二、信息系统设置

首先根据医保局的政策在信息系统设置信息提醒框架，在医保局正式公布病种及支付标准时，马上进行维护和导入系统。

1.32 个指定手术单病种

（1）医保待遇类型系统维护，将 32 个指定手术单病种匹配模式设置为"单病种待遇类型"。

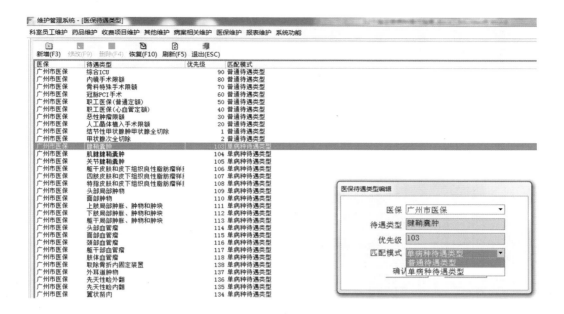

（2）分类表维护，增加"参与医保单病种业务的患者类型"，目前只允许职工医保参与单病种计算逻辑。

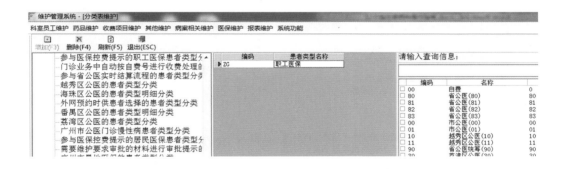

（3）待遇类型维护。

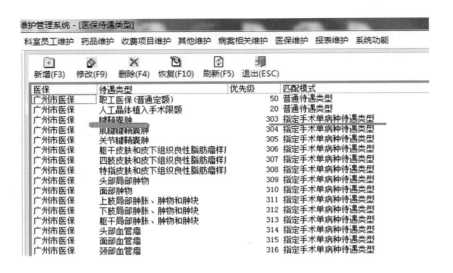

（4）待遇类型与疾病诊断对应维护。

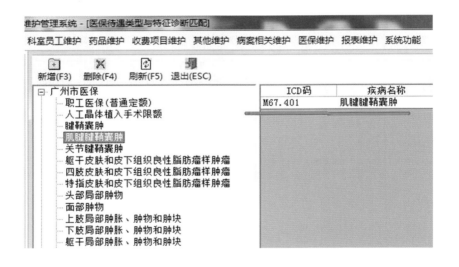

（5）待遇类型与收费项目对应维护。

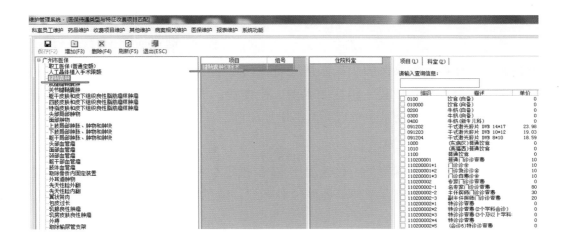

（6）待遇类型与定额对应维护。

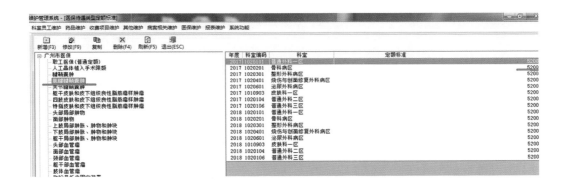

2. 116 个按病种结算的 HIS 维护

与 32 个指定手术单病种类似，分别维护医保待遇类型、待遇类型与疾病诊断对应、待遇类型与收费项目对应、待遇类型与定额对应、科室定额等。

三、拦截与智能提醒

单病种和按病种付费均设定每个病种的费用标准，结算只以出院主要诊断作为标准，对应的诊疗项目只要有一个收费项目编码符合，就必须采用单病种或按病种付费。为了让医师在保证医疗质量、医疗安全的基础上，按照四个合理的原则，在保基本的情况下，合理适当控制住院费用，必须在系统提醒医师注意病种费用目标。费用提醒主要设置在医师的工作站。

(一) 32 个指定手术单病种

由于 32 个指定手术单病种可以在门诊和住院手术,所以要特别注意门诊医师的诊间工作站。如果医师根据病情准备在门诊手术,那系统会提醒医师一次性将手术的所有收费项目,包括手术费、检查费、术后换药费、药品费等开齐全缴费,办理单病种手术缴费后无法再增加项目,具体设置包括:

1. 门诊手术结算流程

(1) 医生诊间:保存第一诊断属于 32 个指定手术单病种诊断时,会弹出提示窗口,提示该患者符合哪种单病种付费类型,请医师一次性开齐检查、检验、手术和治疗项目。

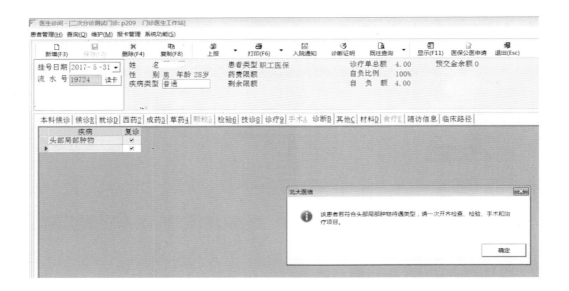

(2) 门诊收费界面:输入流水号,若符合单病种逻辑,则弹出提示信息,提示该患者符合哪种单病种付费类型,应先在医保系统做单病种入院登记,否则无法结算。

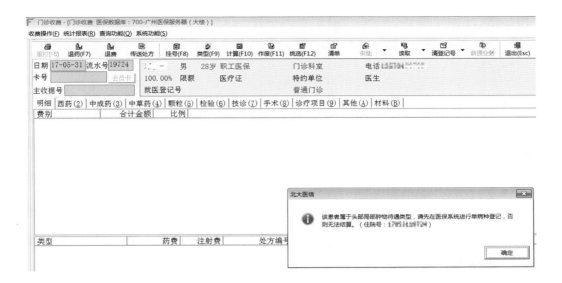

（3）若未在医保系统做单病种入院登记，则提示找不到患者在医保系统的登记号，不允许结算。

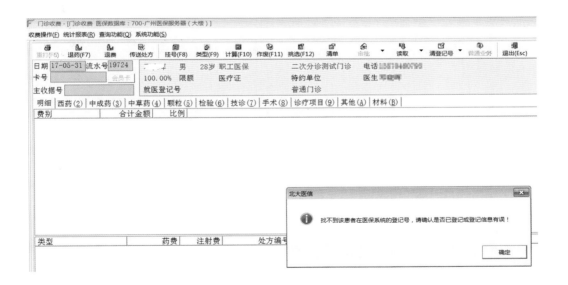

（4）前往医保系统做单病种入院登记，医保界面的住院号即步骤 1 中提示的住院号（由 6 位日期 +5 位流水号组成）。

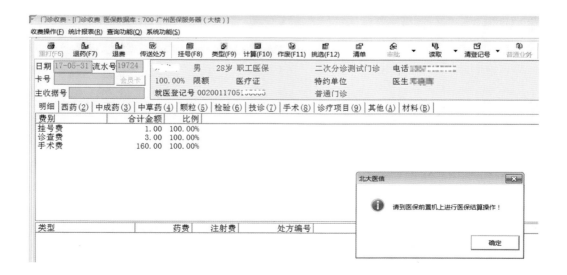

（5）返回收费界面，点击试算上传数据。

（6）在医保系统做单病种出院登记和结算，成功后返回门诊收费界面打印发票。

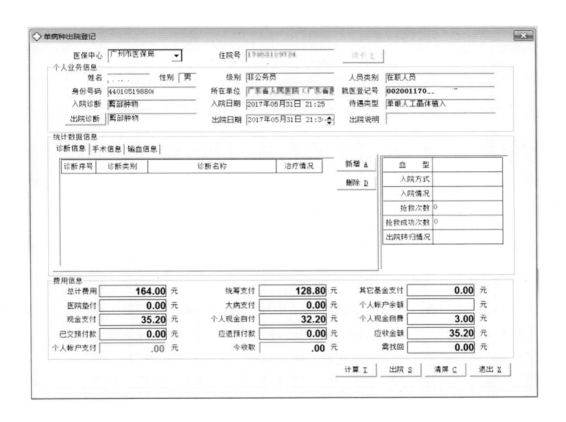

（7）若不在医保系统做单病种结算，门诊收费界面不允许以自费结算（保证待遇）。

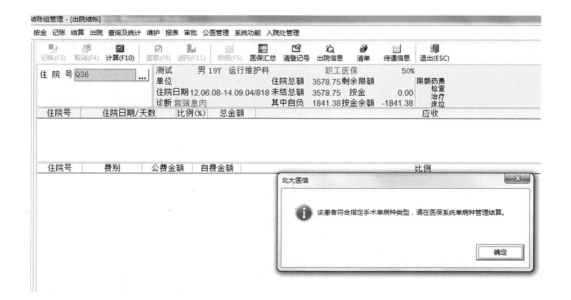

日期 17-05-31	流水号 19675	邓　　　　男　　28岁 职工医保	二次分诊测试门诊　电
卡号	会员卡	100.00% 限额　　医疗证	特约单位　　　　　医
主收据号		就医登记号 0020011705...	普通门诊

明细｜西药(2)｜中成药(3)｜中草药(4)｜颗粒(5)｜检验(6)｜技诊(7)｜手术(8)｜诊疗项目(9)｜其他(A)｜

费别	合计金额	比例
挂号费	1.00	100.00%
诊查费	3.00	100.00%
手术费	160.00	100.00%

类型		药费	注射费	处方编号

收费项目	数量	金额	比例	费别	记帐员	编码
浅表肿物切除术	1	160.00	100.00%	手术费	邓晓晖	331602004
挂号费	1	1.00	100.00%	挂号费	邓晓晖	110100001
门诊诊金	1	3.00	100.00%	诊金	邓晓晖	110200001*1

医师在门诊开出指定手术单病种住院手术时，入院通知单上会有指定手术单病种提示，提醒结账员从指定手术单病种路径登记。

2. 住院系统结算

患者也可以收住院手术，这时医师填写住院通知单，入院处工作人员输入住院号，若符合 32 个指定手术单病种逻辑，则弹出提示在医保系统做单病种入院登记，这时结账员必须从单病种结算路径登记入院。当患者办理出院手续时，输入住院号，若符合 32 个指定手术单病种逻辑，则弹出窗口提示符合指定手术单病种类型，应在医保系统做单病种结算。

（二）按病种付费信息提醒功能

按病种付费病种共116种，全部是手术病种。费用提醒主要涉及临床科室，涉及待遇类型的选择和上传，主要与结账员相关。信息来源诊断主要来自病案首页出院主要诊断，手术收费项目来自收费明细，当结账员办理出院手续，输入病历号时，HIS系统按照病种维护匹配项目，读取相关数据，根据是否符合医保局按病种付费的原则进行匹配，如果符合则提示结账员，如果不符合则不会弹出窗口提示。

科室定额提醒条件：入院诊断符合，科室进行的操作（项目编码）符合按病种，科室定额即显示按病种付费的定额，否则按普通定额。

例1

（1）入院诊断符合冠心病按病种付费。

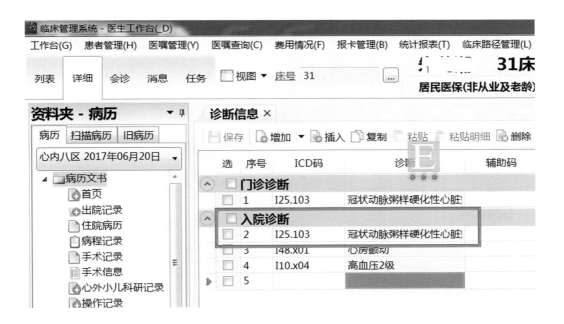

（2）冠心病诊断符合，未进行支架手术，收费明细没有支架手术收费项目。

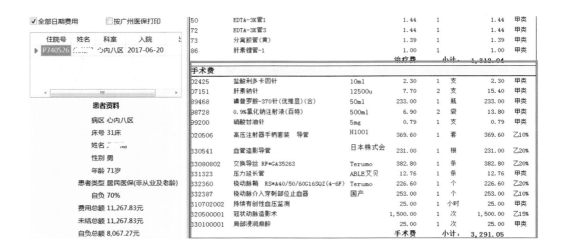

（3）冠心病诊断符合，未进行支架手术，医师工作台显示普通定额费用。

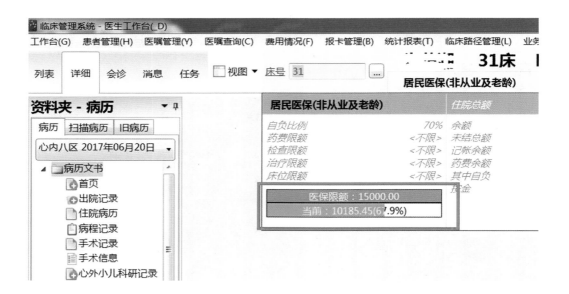

例2

（1）诊断符合冠心病。

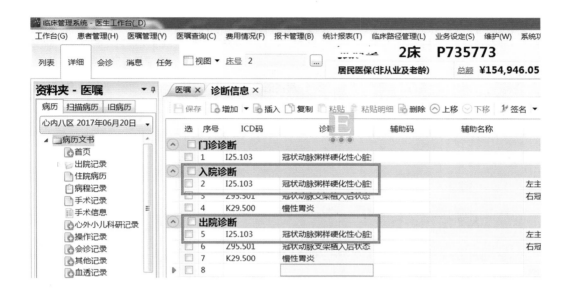

（2）收费明细显示支架手术，操作收费项目符合按病种付费标准。

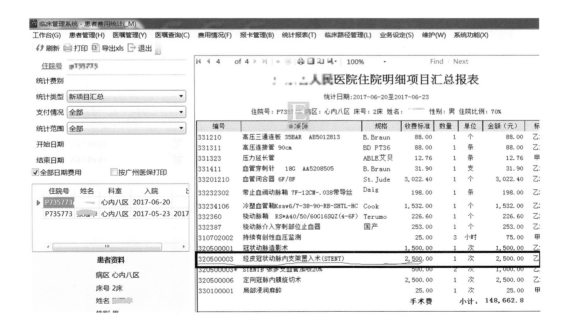

诊断符合，进行的手术收费项目编码符合按病种付费，当天晚上 12 点系统

自动更新，科室定额修改为按病种付费限额（没有支架手术 15000 元，进行一个支架手术定额 50900 元）。

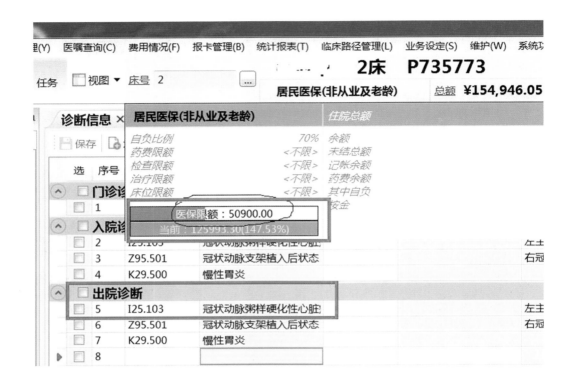

按病种付费科室定额显示逻辑说明：患者入院主要诊断符合按病种付费诊断，在未收取符合按病种付费手术操作费用项目编码之前，系统一直只显示该科室普通定额。若科室收取的手术操作费用项目编码符合按病种付费编码，当晚 24 点后系统会将科室的定额修改为按病种付费的限额费用。有两个或以上收费项目编码的，系统显示最低的限额标准，如 PCI 支架有一、二、三个或以上，无论多少支架，系统只能显示一个支架的最低费用 50900 元。恶性肿瘤、ICU 的提示逻辑也是一样的。

四、全员培训与重点指导

1. 医保处培训

作为医保政策的执行者、医院对于政策的解释人，全处所有人员必须精通政策，才能给临床科室统一准确的解答。

2. 全院培训

对重点人员包括科室主任、医保质控员、护士长等就相关文件进行培训，要求他们向科室全员进行传达，实现全员培训。

3. 科室培训

根据各科的特点，到科室进行现场培训，同时听取科室的意见、建议加以改进。

五、宣传

（1）制作内部宣传手册。

（2）医院内部 OA 宣传。

（3）在医保质控群、微信群进行沟通指导。

（4）将答疑资料汇总宣传。

关于指定手术单病种（32 种）和按病种付费病种（116 种）问题院内答疑

1. 32 个指定手术单病种和 116 个按病种付费病种的支付标准费用包括什么？

答：支付标准参照住院总费用，含全自费、甲乙类先自付部分。

2. 指定手术单病种与按病种付费病种有什么不同点？

答：指定手术单病种可以在门诊或住院进行手术，符合条件可以直接在门诊开单缴费完成按指定手术单病种付费，也可以根据病情收治住院手术按住院结算。患者没有起付线，没有分甲乙类、自费，全部进入共付段计算记账比例。所以对于符合单病种付费的，一定要给予办理，以免出现补记账情况。

按病种付费只能在住院结算。患者待遇与普通住院待遇一样。

32 个指定手术单病种和 116 个按病种付费病种比较

病种	范围	适用人群	结算方式	除外病例
指定手术单病种	以门诊手术为主	职工医保	限额，结余留用，超额不补	无
按病种付费病种	住院手术	职工和居民医保		①费用＜标准费用的 50%，②费用＞标准费用的两倍

3. 什么情形可以用单病种和按病种付费？

答：两者都是第一诊断的 ICD - 10 编码与医保局规定的疾病名称的 ICD - 10 编码一致，同时费用明细中的诊疗项目编码与医保局规定该疾病对应术式的诊疗项目编码一致，方可采用单病种和按病种付费。

4. 多诊断、多操作者如何选择结算类型？

答：必须根据患者的病情综合进行考虑。

从单病种和按病种付费：首先符合结算的条件，如上文所述。

不从单病种和按病种付费：如果第一诊断不符合条件，无论进行何种手术，均可以从普通或其他类型结算；如果第一诊断符合，但有多种手术，并且主要手术不符合条件，即可以按普通或其他类型结算。科室必须在出院通知书上注明按普通或其他结算，提醒结账员。此情况往往是住院总费用超过限额标准。

5. 病种的结余与超额如何奖罚？

答：将按医保局的有关政策进行绩效管理。

6. 患者高度怀疑患恶性肿瘤，但病理结果未出，出院时按什么类型结算？

答：按病种付费必须符合相关条件，如果不符合按病种付费，操作和以前一样。

7. 患者看普通门诊时由于未有相关检查结果，未能决定能否进行相关的手术，待检查结果出来后才决定手术，相距时间远，可能在不同月份，检查费用等能记账吗？

答：门诊手术基本上是比较简单的手术，如果未决定手术，本身已经不符合单病种付费的条件。

8. 是否只有挂"职工医保"普通门诊统筹的号，医生诊间才会提示单病种？

答：是的。

六、制定院内操作指引（主要适用人群：医师、结账员）

指定手术单病种付费（32 种）和按病种付费（116 种）院内操作指引

1. 指定手术单病种付费

（1）门诊路径：门诊就诊，医师录入第一诊断符合 32 个指定手术单病种的，系统提醒符合按病种付费，医师决定需要进行的指定手术单病种付费手术术式（即与第一诊断相对应的手术），将手术所需的检查、检验、手术操作、病理、手术后换药等收费（视情况定）一次性开出。患者缴费时，符合指定手术单病种付费的，HIS 系统会提醒结账员，结账员按照指定手术单病种付费路径结算上传，医保局系统会判断是否符合指定手术单病种付费，如果符合，即按指定手术单病种付费，患者等候门诊手术。

（2）住院路径：门诊就诊，医师录入第一诊断符合32个指定手术单病种的，系统提醒符合按病种付费，医师决定需要进行的指定手术单病种结算手术术式（即与第一诊断相对应的手术），并根据病情判断需要住院手术，填写住院通知单，通知单上有指定手术单病种字样，提醒入院处人员按指定手术单病种付费办理住院手续。

2. 按病种付费

（1）按普通住院办理入院手续，出院时HIS和医保结算系统均会提醒按病种付费。

（2）如何选择按病种付费。

涉及多个诊断、操作，以本次治疗最主要、费用花费最多的疾病作为第一诊断。出院涉及按病种付费的病种及术式时，如果费用低于按病种付费标准，选择按病种付费要求出院第一诊断和收费项目编码必须符合按病种付费的条件；如果费用超额，不采用按病种付费，则第一诊断或手术收费项目编码必须不符合按病种付费的条件。

3. 重点提示

（1）医保局会初步试行此协议半年，根据实际情况调整，但试行期间应严格按照协议执行。

（2）部分病种费用没有提高，并且是总住院费用，需严格把握，控制医保费用。

（3）目标：因超额不补，所以必须合理控费，不能超额，结余不能低于50%，使用率原则上控制在70%~95%。

（4）结余、超额院内处理：结余、超额按照医保局每月的报表（记账金额）处理，结余纳入绩效管理。

七、持续改进

在实施一段时间（大约半个月）后，根据实际运行情况进行改进。查询费用及其他信息时，对于还在住院的患者，读取的诊断以入院主要诊断为准；出院时，病案首页已填写了出院主要诊断，这时提醒的判断条件则以病案首页出院主要诊断为准。

（1）科室工作界面查询费用便捷化：如点击费用即会弹出定额、药占比、材料比等费用信息。

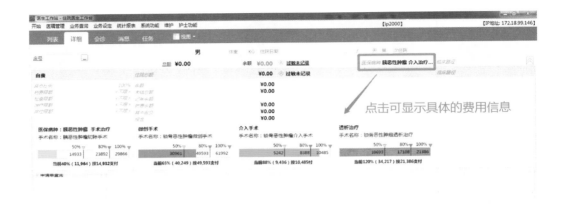

（2）按病种付费病种查询：输入住院号查询，如果入院诊断及收费编码符合按病种付费，即弹出窗口提醒。

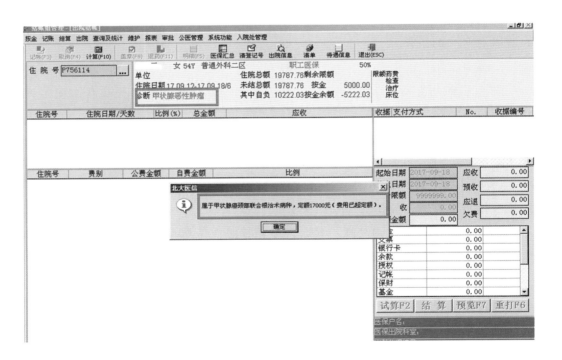

（3）病种提醒：患者办理出院手续时，结账员输入住院号，若出院主要诊断、手术主操作符合按病种付费条件就弹出窗口，提示结账员进行相应操作。

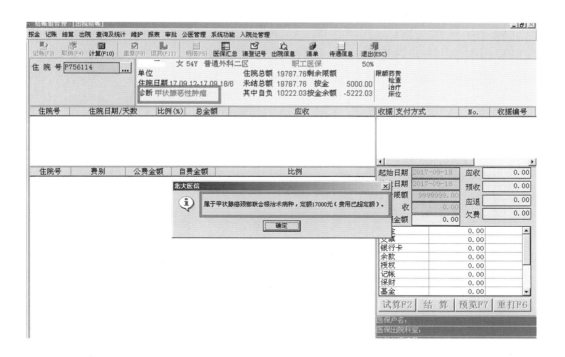

（4）结算类型条件查询：系统专门在出院结账界面设置医保信息待遇查询功能，可方便地获取具体病种的诊断和操作信息，以及相应待遇信息，方便审核查询。

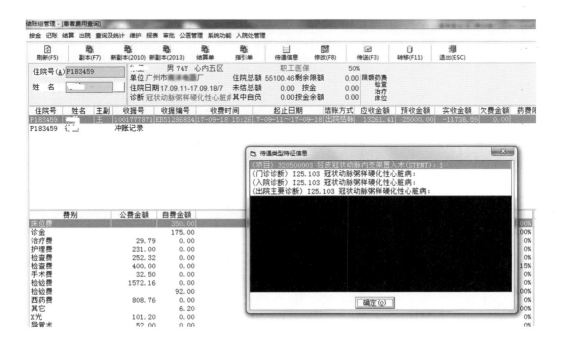

（5）结算指引单信息提醒功能：医保患者办理出院时，系统会自动弹出出院结算指引单，要求主管医师填写，否则无法批准出院。系统会自动读取诊断、操作、手术耗材（支架手术必须选择支架数量）等详细信息，供医师选择，同时也方便医保人员审核。

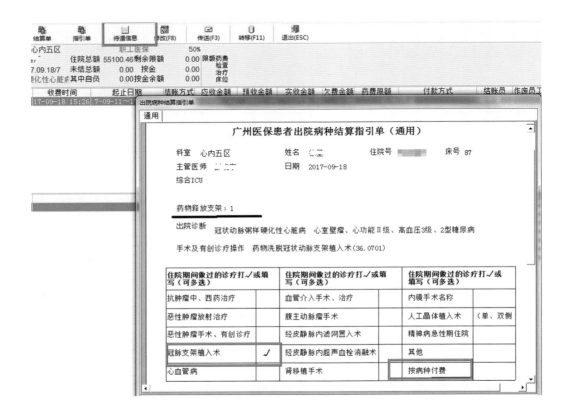

八、按病种付费的费用控制

（1）将医保局的定额下达各科室，不再进行院内二次分配。

（2）绩效管理：参照医保局超额不补、结余留用的政策进行管理，有改变，每月公布一次。

（3）对付费类型多次挑选错误的临床科室，及时通知及与科室沟通培训。

（4）加强出院病历审核（事后）：医保处每天对所有出院的医保患者进行审核，发现结算类型错误的，及时进行矫正。以下为两个例子：

6 月 22 日修改结算类型

业务类型	姓名	待遇类别	出院诊断	科室	结算时间	指引单	内涵	修改结算类型	住院费用（元）
住院	区	普通住院	乳房肿物	乳腺一科	2017/6/20		符合指定病种d24.x00，331204002	指定单病种：乳腺肿物切除术	9301.46
住院	王	按病种付费	腹股沟疝	普通外科二区	2017/6/20	其他	使用补片	普通	12693.6
住院	黄	普通住院	肺恶性肿瘤	肺三科	2017/6/20	其他	恶性肿瘤化疗	恶性肿瘤	24694.41

注意：疝气如果使用补片不要采用按病种付费；指定手术单病种或按病种付费错结到普通住院，医保基金不予支付。

6 月 29 日修改结算类型

业务类型	姓名	待遇类别	出院诊断	科室	结算时间	指引单	内涵	修改结算类型	住院费用（元）
住院	欧	普通住院	结肠息肉	消化内科一区	2017/6/19	内镜	诊断、项目编码符合	指定手术单病种结肠息肉	7986.83

按照文件规定，将指定手术单病种或按病种付费类型错结到其他待遇类型，医保基金不予支付。

九、实例分析

例 1：诊断与临床相符，但根据按病种付费的标准，ICD 编码为 D24.x00 的乳腺良性肿瘤诊断才符合，故该诊断无法按病种付费。在系统点击"诊断"可以显示诊断相关信息。

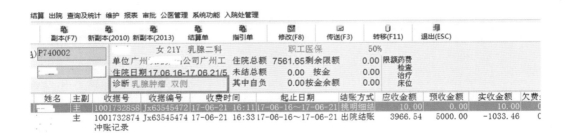

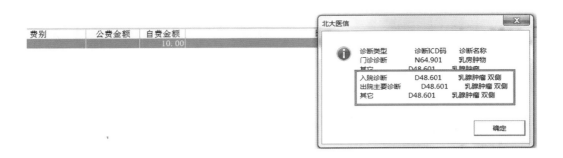

例2：诊断符合按病种付费要求，对应相应的收费编码331601002，系统显示费用超额（定额7400元）。

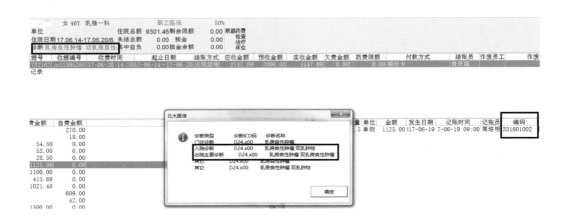

例3：手术操作编码及收费均正确，但由于使用补片，超出了按病种付费的标准，采用普通结算。

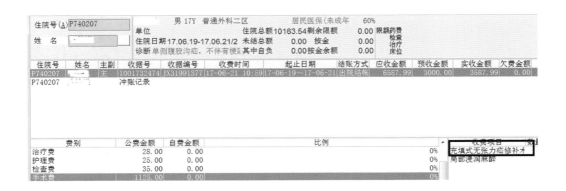

例4：病人疝气手术使用补片，由于手术室护士收费错误（应该收无张力），诊断和收费项目编码符合按病种付费标准，故 HIS、医保系统均提示按病种付费，导致结账员用按病种付费。但按病种付费定额不包含使用补片的术式，支付标准只有 6400 元，而病人的实际费用是 12693 元，严重超额。

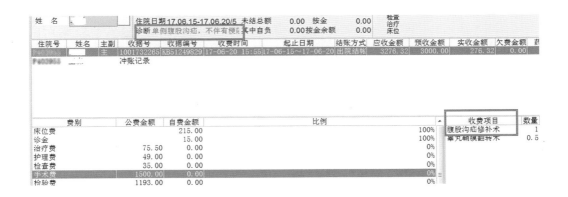

例5：诊断符合按病种付费，无论 HIS 还是医保系统均会提示按病种付费，但该患者进行了两种手术，副操作 330407004－3 收费符合按病种付费编码，主操作 330407005－1 不符合。在主操作不符合按病种付费的情况下，允许采用普通结算。由于按病种付费的支付标准只有 12800 元，实际费用超额，应该采用普通住院结算。

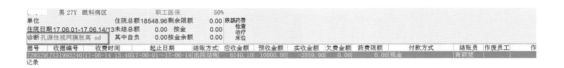

例 6：患者患化脓性阑尾炎，医师将诊断填写为急性阑尾炎，诊断、手术收费项目均符合按病种付费，导致采用按病种付费。但急性阑尾炎的按病种付费标准只有 11500 元，化脓性阑尾炎的实际诊疗费用更高，导致严重超额。

单位			住院总额 16232.89 剩余限额	0.00	限额药费				
住院日期 17.05.31-17.06.06/6			未结总额	0.00	按金	0.00	检查		
诊断 急性阑尾炎			其中自负	0.00 按金余额	0.00		治疗 床位		
据号	收据编号	收费时间	起止日期	结账方式	应收金额	预收金额	实收金额	欠费金额	药费限额
725246	JX31990431	17-06-06 13:12	7-05-31～17-06-06	出院结帐	5306.51	8306.51	-3000.00	0.00	0.00 现

记录

费金额	自费金额	比例		收费项目	数量	单位
	258.00		100%	阑尾切除术	1	次
	18.00		100%	阑尾切除术(化脓性)	1	次
207.50	0.00		0%	胸右松解术	0.5	次
94.00	0.00		0%	腹腔镜加收	1	次
697.00	0.00		0%	1500-2500元临床诊	1	次

从以上实例可以看到，病案首页的诊断填写非常重要，整个医疗过程的收费也需对应，无论是哪个环节出现错误，都可能导致结算不当的结果，最后出现严重超额等情况。

（本节撰写人：陈维雄、欧凡）

第二节　医保部门如何迎接按病种分值付费的挑战

按病种分值付费，是一种与以往的结算方式完全不同的新结算模式，需要医保管理人员、医务人员全面研究和熟悉，其费用的不明确性是相关人员面临的最大挑战。

一、医院面临的挑战

（一）新结算方式的挑战

按病种分值付费，是区域总额控制下以疾病为基础、结合不同治疗方式的付费方式，与以往按次均费用和医院总额完全不同。收治疑难重症病人的医院分值高，医保局支付的费用也高；同时，由于采用区域总额，收治病人多的医院，医保局支付的费用也多。它是一种全新结算模式，必须进行深入研究、读懂读透，才能正确把握政策方向。

（二）最大挑战：控费目标未知

按病种分值付费是区域总额控制下的结算方式，虽然病种分值库相对固定，但每一分的费用要在年终才能知道，计算公式为全市病种每分值费用＝全市年度按病种分值付费住院医疗总费用总额÷全市定点医疗机构年度分值总和。因此，医院在整个治疗过程中并不知道每一病种的费用支付标准。

（三）结构调整的挑战：分级诊疗，不同级别收治不同的病人

以往实行次均费用结算时，当医院收治费用较高的疑难危重病人后，为了摊低次均费用，可能会收治一些相对病情轻的病人，特别是一些大型的医院。在实行按病种分值付费以后，医保局按疾病轻重及不同的诊疗方式赋予不同的分值（费用），大型医院收治疑难危重病人后就不必收治病情轻的病人，达到国家分级诊疗的作用。所以，不同的医院应该根据不同的级别收治与其功能定位一致的病人，调整收治结构。

（四）费用控制压力的挑战：费用不明确

病种分值每一分的费用要在年终才能知道，意味着要年终才能知道每一种病种的费用。在诊治过程中，医院要在保证医疗质量、安全的前提下，严格按照"四个合理"进行诊治，合理控制医疗费用。但由于费用的不明确，控费压力也相应增大。

二、医院应对管理策略

按病种分值付费涉及医院的医保、医务（病案科）、财务、信息多个职能管理部门及所有临床科室。各个部门必须在医院统一领导下各司其职，才能做好管理工作。

由于费用具有不确定性，医院要合理控制费用，既要治好病，又要避免出现医保超额，必须有科学性和可行性的分析，做到可预测和前瞻性。

（1）医院从顶层设计到医保、医疗、信息、财务、临床科室等全面参与。在保证医疗质量、安全的情况下做到"四个合理"，进行精细化管理，合理、科学控制医保费用。

（2）领导重视：建立院、职能处室、临床科室的三级管理体系。成立以主管领导为组长，各职能处室负责人为成员的按病种分值付费领导小组，统筹全院，开展管理、科研工作。召开全院中层干部会议专题解读新政策。

（3）积极参与：积极参与人社局、医保局的会议，提出合理化建议；按医保局要求及时上报相关数据。

（4）费用管控：制定病种费用管控目标、重点管控目标。

（5）信息化建设：费用监控系统、费用统计、智能提醒等。

作为本项工作的牵头部门，医保部门要协助各部门开展工作，特别是做好以下工作：

（1）明确按病种分值付费实施步骤。

（2）研究按病种分值付费的政策，读透政策并提出医院的应对策略。

（3）事前应对：统计、测算是关键。

（4）绩效管理：按照医保局的政策，实行奖罚制度。

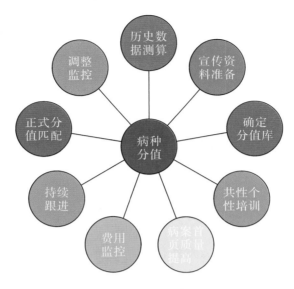

图 4 - 1　按病种分值付费工作展开图

（5）费用控制目标测算：依据医保局按病种分值付费政策，参考历史数据的测算方式进行测算。

①在知道分值、分值库、基准病种的前提下进行测算：根据医保局发布的分值库及基准病种费用情况，测算每分费用，然后按照分值库测算每个病种的次均费用。

②在没有分值库、没有基准病种等资料时进行测算：在医保局未公布分值库及分值情况下，按照本院前三年的历史数据，测算各病种不同治疗方式的次均费用作为控制目标，包括全院和各科室的次均费用。

③制定全院、科室控费目标，合理控制医疗费用。

以下为某医院实行按病种分值付费的历史盈亏情况。

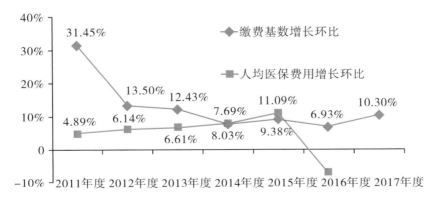

图 4 - 2　缴费基数与人均医保费用增长环比图

表 4 – 1　各社保年度医保费用结算情况表

社保年度	每分值金额（元）	盈亏
2010 年度	59.53	亏损 10.13 万元
2011 年度	60.64	盈利 1385.96 万元
2012 年度	65.32	盈利 229.39 万元
2013 年度	67.79	盈利 63.39 万元
2014 年度	75.95	亏损 125.64 万元
2015 年度	78.95	亏损 1635.23 万元
2016 年度	79.87	盈利 5450.95 万元

从以上资料可以发现，当人均医保费用增长率低于缴费基数增长率时，医院盈利。这告诉我们，在分值未知的情况下，结合医保年度增长比例，以历史数据为基础进行测算，作为控制目标是可行的。

全院费用控制目标：根据医院前三年的历史数据，测算每一个病种及不同治疗方式的次均住院费用作为控费目标，原则上要求单个病例费用控制在 50% ~ 100% 范围内，科室总体费用使用率在 80% ~ 100% 范围内。

表 4 – 2　某院 2018 年按病种分值付费病种及治疗方式内部分值库

四位诊断代码	诊断名称	人次	人均费用（元）	药品比例	材料比例	费用控制标准（元）		
						50%	80%	100%
A02.0	鼠伤寒沙门菌肠炎	1	9793	36%	6%			
A02.0	A02.0—非手术治疗	1	9793	36%	6%	4897	7835	9793
A02.1	沙门菌败血症	1	29886	41%	5%			
A02.1	A02.1—非手术治疗	1	29886	41%	5%	14943	23909	29886
A02.9	沙门菌感染	1	8910	32%	6%			

（续上表）

四位诊断代码	诊断名称	人次	人均费用（元）	药品比例	材料比例	费用控制标准（元）		
						50%	80%	100%
A02.9	A02.9—非手术治疗	1	8910	32%	6%	4455	7128	8910
A04.7	艰难梭状芽胞杆菌性小肠结肠炎	1	21386	22%	5%			
A04.7	A04.7—非手术治疗	1	21386	22%	5%	10693	17109	21386
A05.2	急性坏死性肠炎	2	61992	48%	13%			
A05.2	A05.2—传统手术	2	61992	48%	13%	30996	49593	61992
A08.0	轮状病毒肠炎	5	3972	15%	5%			
A08.0	A08.0—非手术治疗	5	3972	15%	5%	1986	3178	3972
A09.0	感染性胃肠炎	4	9032	38%	4%			
A09.0	A09.0—非手术治疗	4	9032	38%	4%	4516	7225	9032
A09.9	胃肠炎	9	10485	35%	4%			
A09.9	A09.9—非手术治疗	9	10485	35%	4%	5242	8388	10485

同时，对科室控制目标进一步测算。

表4-3 某科室近三年院内分值病种及治疗方式费用控制目标

四位诊断代码	诊断	人次	人均费用（元）	药品比例	材料比例	50%	80%	100%
F32.9	抑郁症	207	13293	24.40%	1.91%	6646	10634	13293
保守治疗		202	13401	24.42%	1.94%	6701	10721	13401
微创手术		5	8904	23.61%	0.00%	4452	7123	8904
F41.9	焦虑障碍	140	12674	22.45%	1.86%	6337	10139	12674
保守治疗		139	12657	22.57%	1.63%	6328	10126	12657
传统手术		1	15023	8.86%	28.39%	7512	12019	15023
F31.9	双相情感障碍	83	12965	24.30%	1.72%	6483	10372	12965
保守治疗		83	12965	24.30%	1.72%	6483	10372	12965
F31.2	双相情感障碍，目前为伴有精神病性症状的躁狂发作	74	13735	29.50%	2.58%	6868	10988	13735
保守治疗		74	13735	29.50%	2.58%	6868	10988	13735
F31.1	双相情感障碍，目前为不伴有精神病性症状的躁狂发作	65	11637	25.41%	2.10%	5818	9309	11637
保守治疗		65	11637	25.41%	2.10%	5818	9309	11637
F31.4	双相情感障碍，目前为不伴有精神病性症状的重度抑郁发作	57	14963	21.06%	3.01%	7482	11971	14963
保守治疗		57	14963	21.06%	3.01%	7482	11971	14963
F31.5	双相情感障碍，目前为伴有精神病性症状的重度抑郁发作	37	14101	26.97%	2.10%	7051	11281	14101
保守治疗		37	14101	26.97%	2.10%	7051	11281	14101
F32.3	伴有精神病性症状的重度抑郁发作	45	13100	23.77%	1.97%	6550	10480	13100
保守治疗		45	13100	23.77%	1.97%	6550	10480	13100
F32.8	伴有精神病性症状的抑郁	35	13317	25.18%	2.18%	6659	10654	13317

（续上表）

四位诊断代码	诊断	人次	人均费用（元）	药品比例	材料比例	50%	80%	100%
保守治疗		35	13317	25.18%	2.18%	6659	10654	13317
F45.9	躯体形式障碍	35	13339	28.29%	1.58%	6670	10671	13339
保守治疗		35	13339	28.29%	1.58%	6670	10671	13339

不断改进：根据临床科室对于前四位码只显示一个名称及部分控制标准有所疑问，及时进行核对及改进。

改进1：具体疾病细分。

表4-4　具体疾病细分

诊断代码	主要诊断及治疗方式	人次	人均费用（元）	药品比例	材料比例	50%	80%	100%	200%
A02.0	鼠伤寒沙门菌肠炎								
	非手术治疗	1	9793	35.50%	5.63%	4897	7835	9793	19586
A02.0 汇总		1	9793	35.50%	5.63%	4897	7835	9793	19586
A05.2	急性坏死性肠炎								
	传统手术	1	123983	18.40%	10.52%	61992	99187	123983	247967
A05.2 汇总		1	123983	18.40%	10.52%	61992	99187	123983	247967
A09.0	感染性腹泻								
	感染性胃肠炎								
	非手术治疗	4	9032	37.55%	4.27%	4516	7225	9032	18063
A09.0 汇总		4	9032	37.55%	4.27%	4516	7225	9032	18063
A09.9	结肠炎								
	胃肠炎								
	非手术治疗	9	12322	29.77%	3.23%	6161	9858	12322	24645
A09.9 汇总		9	12322	29.77%	3.23%	6161	9858	12322	24645
A15.2	肺结核，病理（+）								
	肺结核，经组织学所证实								
	肺结核性肉芽肿，病理（+）								

（续上表）

诊断代码	主要诊断及治疗方式	人次	人均费用（元）	药品比例	材料比例	50%	80%	100%	200%
	浸润型肺结核，病理（＋）								
	非手术治疗	10	12626	23.57%	6.60%	6313	10101	12626	25252
	微创手术	2	60023	12.03%	51.46%	30011	48018	60023	120046
A15.2 汇总		12	20525	17.95%	28.46%	10263	16420	20525	41051
N93.9	异常的子宫和阴道出血								
	异常阴道出血								
	异常子宫出血								
	非手术治疗	9	5982	13.58%	3.02%	2991	4786	5982	11964
	传统手术	9	5542	13.31%	5.56%	2771	4434	5542	11084
	介入治疗	3	23489	6.92%	70.21%	11744	18791	23489	46978
N93.9 汇总		21	8294	10.81%	30.93%	4147	6635	8294	16589

改进 2：具体疾病细分，但治疗方式汇总。

表 4 - 5　某院 2018 年按病种分值付费病种及治疗方式住院费用标准

四位诊断代码及治疗方式	诊断名称	人次	总金额（元）	人均费用（元）	药品金额（元）	药品比例	材料金额（元）	材料比例	费用控制标准（元）		
									50%	80%	100%
A02.0	鼠伤寒沙门菌肠炎	1	9793	9793	3477	36%	552	6%	4897	7835	9793
非手术治疗		1	9793	9793	3477	36%	552	6%	4897	7835	9793
A02.1	沙门菌败血症	1	29886	29886	12384	41%	1485	5%	14943	23909	29886
非手术治疗		1	29886	29886	12384	41%	1485	5%	14943	23909	29886

（续上表）

四位诊断代码及治疗方式	诊断名称	人次	总金额（元）	人均费用（元）	药品金额（元）	药品比例	材料金额（元）	材料比例	费用控制标准（元）		
									50%	80%	100%
A02.9	沙门菌感染	1	8910	8910	2813	32%	518	6%	4455	7128	8910
非手术治疗		1	8910	8910	2813	32%	518	6%	4455	7128	8910
A04.7	艰难梭状芽胞杆菌性小肠结肠炎	1	21386	21386	4682	22%	977	5%	10693	17109	21386
非手术治疗		1	21386	21386	4682	22%	977	5%	10693	17109	21386
A05.2	急性坏死性肠炎	2	123983	61992	60066	48%	15766	13%	30996	49593	61992
传统手术		2	123983	61992	60066	48%	15766	13%	30996	49593	61992
A08.0	轮状病毒肠炎	5	19861	3972	2905	15%	1010	5%	1986	3178	3972
非手术治疗		5	19861	3972	2905	15%	1010	5%	1986	3178	3972
A09.0	感染性胃肠炎	4	36126	9032	13565	38%	1542	4%	4516	7225	9032
非手术治疗		4	36126	9032	13565	38%	1542	4%	4516	7225	9032
A09.9	胃肠炎	9	94361	10485	33011	35%	3581	4%	5242	8388	10485
非手术治疗		9	94361	10485	33011	35%	3581	4%	5242	8388	10485
A15.0	肺结核，经显微镜下痰检查证实，伴有或不伴有痰培养	9	76661	8518	29871	39%	2176	3%	4259	6814	8518

（续上表）

四位诊断代码及治疗方式	诊断名称	人次	总金额（元）	人均费用（元）	药品金额（元）	药品比例	材料金额（元）	材料比例	费用控制标准（元）		
									50%	80%	100%
非手术治疗		9	76661	8518	29871	39%	2176	3%	4259	6814	8518
A15.2	肺结核，病理（＋）	12	246305	20525	44202	18%	70103	28%	10263	16420	20525
非手术治疗		10	126259	12626	29760	24%	8332	7%	6313	10101	12626
微创手术		2	120046	60023	14442	12%	61772	51%	30011	48018	60023

改进 3：具体疾病细分，但治疗方式位置与改进发生变化，更加美观。

表 4 – 6　改进后的疾病分值费用表

行标签	主要诊断	人次	人均费用（元）	药品比例	材料比例	50%	80%	100%	200%
A02.0	鼠伤寒沙门菌肠炎	1	9793	35.50%	5.63%	4897	7835	9793	19586
	非手术治疗	1	9793	35.50%	5.63%	4897	7835	9793	19586
A02.0汇总		1	9793	35.50%	5.63%	4897	7835	9793	19586
A02.1	沙门菌败血症	1	29886	41.44%	4.97%	14943	23909	29886	59771
	非手术治疗	1	29886	41.44%	4.97%	14943	23909	29886	59771
A02.1汇总		1	29886	41.44%	4.97%	14943	23909	29886	59771
A02.9	沙门菌感染	1	8910	31.57%	5.81%	4455	7128	8910	17820
	非手术治疗	1	8910	31.57%	5.81%	4455	7128	8910	17820
A02.9汇总		1	8910	31.57%	5.81%	4455	7128	8910	17820
A04.7	艰难梭状芽胞杆菌性小肠结肠炎	1	21386	21.89%	4.57%	10693	17109	21386	42772
	非手术治疗	1	21386	21.89%	4.57%	10693	17109	21386	42772
A04.7汇总		1	21386	21.89%	4.57%	10693	17109	21386	42772

（续上表）

行标签	主要诊断	人次	人均费用(元)	药品比例	材料比例	50%	80%	100%	200%
A05.2	急性坏死性肠炎	1	123983	18.40%	10.52%	61992	99187	123983	247967
	传统手术	1	123983	18.40%	10.52%	61992	99187	123983	247967
A05.2汇总		1	123983	18.40%	10.52%	61992	99187	123983	247967
A08.0	轮状病毒肠炎	3	5005	15.43%	4.35%	2502	4004	5005	10010
	非手术治疗	3	5005	15.43%	4.35%	2502	4004	5005	10010
	轮状病毒性肠炎	2	2423	12.15%	7.34%	1212	1938	2423	4846
	非手术治疗	2	2423	12.15%	7.34%	1212	1938	2423	4846
A08.0汇总		5	3972	14.63%	5.08%	1986	3178	3972	7944
A09.0	感染性腹泻	3	7257	30.71%	4.36%	3629	5806	7257	14515
	非手术治疗	3	7257	30.71%	4.36%	3629	5806	7257	14515
	感染性胃肠炎	1	14354	47.92%	4.13%	7177	11483	14354	28708
	非手术治疗	1	14354	47.92%	4.13%	7177	11483	14354	28708
A09.0汇总		4	9032	37.55%	4.27%	4516	7225	9032	18063
A09.9	结肠炎	6	13851	27.84%	3.03%	6926	11081	13851	27703
	非手术治疗	6	13851	27.84%	3.03%	6926	11081	13851	27703
	胃肠炎	3	9265	35.53%	3.81%	4632	7412	9265	18530
	非手术治疗	3	9265	35.53%	3.81%	4632	7412	9265	18530
A09.9汇总		9	12322	29.77%	3.23%	6161	9858	12322	24645
A15.0	肺结核,经显微镜下痰检查证实,伴有或不伴有痰培养	2	8502	20.21%	3.27%	4251	6801	8502	17003
	非手术治疗	2	8502	20.21%	3.27%	4251	6801	8502	17003
	肺结核,痰镜检(＋)	4	16671	29.95%	1.06%	8335	13336	16671	33341
	非手术治疗	4	16671	29.95%	1.06%	8335	13336	16671	33341
	浸润型肺结核,痰镜检(＋)	3	7787	27.67%	3.92%	3893	6229	7787	15573
	非手术治疗	3	7787	27.67%	3.92%	3893	6229	7787	15573
A15.0汇总		9	11894	27.90%	2.03%	5947	9515	11894	23788

（6）宣传、培训：制作按病种分值付费宣传手册，进行全院、科室的培训。

（7）提出费用控制目标的信息化建设：将匹配后的诊治方式、控费目标等加入信息系统中，使医师工作站实现智能提醒费用目标、诊断信息等功能。

（本节撰写人：陈维雄、欧凡）

第三节　医疗部门如何配合按病种分值付费工作

医保付费政策的不断完善，更加精细化的付费方式的逐步推进，对于整个医疗界而言无异于一次又一次的变革。对于医院而言，如何在新的形势下加强内部管理，更好地适应医保付费政策，是当前的一大课题，也是医院管理者必须思考的问题。实际上，无论是何种医保付费方式，最终落到实处，还是应该引导医院做好医疗管理和学科建设，往收治疑难重症疾病方向走。

按病种分值付费与过去的政策有着较大的差异。过去各种医保政策在医院推行过程中，均在不同程度上存在需要收治病情轻的病人来补贴病情重的病人的情况。这种方式将逐渐退出历史舞台。按病种分值付费可以理解为 DRGs 付费的简化版，病案首页中的数据质量是按病种分值付费能否顺利开展的重要判断标准。按病种分值付费的最终导向是加强医疗管理，以提升医院整体疑难重症疾病的救治能力，下面将着重介绍医疗管理的策略与具体实践。

一、夯实医疗质量管理体系，精细化管理，不断提升医疗质量

医疗质量管理体系是保证医疗质量安全的重要体系，也是每家医院的生命线。医院管理与工厂类似，无论哪一个组织，为了保证产品的质量都需要建立一个完善的组织架构，并确保行之有效。医疗质量对于医保付费而言，也意味着医保采用购买服务的方式，如何确保服务的质量，是医保付费质控的关键点。

（一）健全医院质量管理体系，着力医疗环节质控

从医院层面而言，建立健全医疗质量管理体系是必需的，在建立医疗质量体系后，还应着力于关键医疗环节的质控。影像放射、检验、检查等医技科室和手术室、麻醉科等平台支撑科室的质控，以及各科室与平台科室的流程环节等，均是质控的关键和重点。

1. 建立医院层级管理体系，强化科级医疗质量管理

为推进医院医疗质量的持续改进，保障医疗质量的各项措施能够落到实处，

营造医疗安全质量管理的良好氛围，各医院可以参照医院评审评价的要求和标准不断改进医疗质量体系建设，并根据各家医院具体情况，在回顾既往和梳理现实当中存在问题的基础上，进一步完善和构建医院医疗质量评价体系，从体系和架构上保障医疗质量的持续改进。总体上，院级管理架构主要是医疗质量管理委员会，直接向医院质量与安全管理委员会负责；科级管理架构则是依托于所有临床科室成立的医疗质量与安全管理小组。除此以外，可以探索建立基于治疗组的医疗质量管理体系，深入到一线治疗环节。

　　与此同时，为了保障医疗质量管理的有效运行，进一步推动和强化科级医疗质量管理工作，医院可以设立医疗质控医生职位，作为科级医疗质量管理的重要组成部分。医疗质控医生可以由科室行政副主任或高年资的医生担任，全面负责科内医疗质量管理工作，如临床路径管理、病案管理和医保管理工作等，对医院的政策上传下达。通过制定《医疗质控医生管理规定》，明确医疗质控医生的任职要求和工作职责，定期对其工作进行考核评分，并制定奖惩措施，力求通过规范化管理医疗质控医生，更好地落实医疗质量管理的各项措施。同时，为了鼓励医生积极参与医疗质量管理，可以设置职称晋升相关条件，或者采用医生积分等方式。

　　2. 建立质量安全指标体系，重视环节质量评价和监控

　　医疗质量管理体系只是基本的架构组建，确保组织发挥作用。但医疗质量的关键节点是管控的重点内容，无论哪个级别的医院都不能忽视。根据关键节点的质控建立合适的监控体系，开展医疗质量评价，可以及时评估医疗质量以促进持续改进。从整体而言，可以参照医院等级评审要求，分类梳理各项医疗运行监控质量数据，区分手术、介入、内科等科室质量指标，针对手术室、麻醉科、重症医学科、儿科、妇产科、康复科、中医科以及医技类科室建立完整的质控体系，同时筛选重点专科、重点病种、重点手术等质量监测指标，建立医疗质量指标监控体系，并进行动态医疗质量评价，定期反馈数据至临床专科。

　　加强围手术期管理，关注危急值、手术安全核查、手术部位标识、非计划重返手术等指标，实现动态监控管理长抓不懈，尤其是针对围手术期死亡病例、非计划重返手术病例、超30天住院患者、非计划31天重返住院病例、DRGs低风险组死亡病例等关键质控指标，每季度进行汇总、整理、分析，并将分析结果反馈至相关科室，真正达到提升医疗质量、保障医疗安全的目的。

（二）完善质量评价体系，开展月度、季度、年度全方位多维度评价

1. 全方位多维度开展医疗质量评价，减少医疗安全问题

有了完善的组织架构，还要结合评价，通过定期开展检查和评价，查找管理的薄弱环节和漏洞。常见的方法是将现场检查与数据反馈结合，根据存在的问题有针对性地开展检查，尤其是结合医疗纠纷凸显出来的重点问题，进行重点管理。同时，可以重点选取部分质量指标纳入每月科室和个人质量考评体系，建立考核评分制度，做到利用数据多维度动态评价医院、专科和医师个人的质量水平。针对业务指标及医疗质量问题较多的科室，除了给予科室及时反馈、初步分析以外，还可以在院内组织医疗行政查房，针对专科既往季度的医疗运行、质控、院感、传染病等问题进行反馈，例如对非计划重返及住院周期过长的患者进行重点查房，加强对医疗各环节的控制。

2. 以科主任目标考核和高级职称晋升为抓手，实行精细化年度管控

除了职能部门的管控以外，还必须要发挥临床科室的主观能动性，有效发挥院科两级的作用，紧抓科室的医疗质量管理。针对科主任的晋升周期开展评价，通过设置医疗技术能力、医疗质量安全和医疗服务运营三大类指标，细化一系列涵盖DRG专科评价、重点手术率、疑难病例收治率、新技术立项数、非计划重返手术率、临床路径实施比例、平均住院日和药占比等将近二十项的重点评价指标，全方位地评价科主任在任期间的工作情况。医院通过组织各二级科室展开专题汇报，由专科根据管控目标结合自身实际情况推动科级管理，总结存在的不足，并制订各指标具体目标值和计划。通过有效的管制措施，使目标落实到科室，促进各项指标稳步提升。

（三）积极推动单病种质量管理，以点带面促进医疗质量发展

院科两级医疗质量管理体系是整个组织的架构，要使整个架构运行起来，需要医院顶层设计、科室发挥管理作用，职能部门加强监管。除了常规的医疗质量监控指标和评价体系，对于涉及面较广、环节较多的项目需要有针对性地加强。单病种质量建设是整个医疗质量管理不可缺少的一部分，加强单病种质量建设是医院质量管理的关键内容。对于如急性心梗、深静脉血栓（VTE）、脑卒中、急性颅脑损伤等单病种，应积极构建院前院中的防治体系。

1. 构建单病种防治体系，减少并发症和合并症，降低死亡风险

在全面范围内开展 VTE 防治，将其纳入医疗质量管理内容，作为检查内容之一，建立预防评估体系，设立 VTE 发生的救治流程，并加强培训，以有效地避免 VTE 发生导致的不良事件。通过反复在院内进行培训，强化防治意识，利用信息化手段，如在首次病程记录内容上实现自动链接填写住院患者 VTE 风险预防评估、出血风险评估等，加强防控，降低深静脉血栓、肺栓塞的发生率，以及提高发生后的救治能力，强化单病种管理，降低死亡风险。

推动脑卒中中心规范建设，加强院前院中救治能力建设，是提高医院整体医疗管理水平的重要措施。理顺脑卒中绿色通道流程，通过急诊科、神经内科、神经外科、影像医学科、介入治疗室等科室的通力合作，利用信息化手术，将流程进行合并优化，缩短溶栓给药时间，有效降低脑卒中的致残率和死亡率。

2. 全面推进临床路径管理，在医保付费管理中立于不败之地

临床路径管理是国家的要求，对于医保付费而言，标准化、规范化的临床路径对于医保付费的发展而言是意义重大的。目前国家虽然有统一的临床路径标准，但由于全国范围内不同地域的医疗水平和病种特点是有差异的，在真正实行过程中难以按照国家卫生健康委员会（国家卫健委）统一下发的路径执行。在国外，临床路径是伴随着付费方式转变而出现和发展的，特别是实行 DRGs 付费后，为了保证医疗机构的医疗质量水平，防止出现为了获取更高或者更有利的保险付费而不顾医疗质量和诊治疗效的情况，才产生了临床路径。必须按照临床路径的各个步骤完成诊疗，保证医疗质量与安全，才能取得完整的保险费用。国内的情况正好相反，医保付费未真正建立起科学、精准的支付模式，也未与医院管理真正结合，就已经推行临床路径。

虽然目前国内外情况相差较大，但未来的医保支付的发展肯定是往更加科学、更加精准的方向前进，在医院开展统一、规范的临床路径管理十分有必要。建议医疗机构在国家卫健委的统一模板下开展，若统一模板与医院现实情况差距较大，可以采取几个步骤开展。第一，能够参照国家统一模板开展的，按照统一模板开展；第二，与医院情况差距较大的，可以根据国家统一模板改进后，形成医院统一模板；第三，如果前面两步都不容易做到，起码要保证专科内的临床路径一致，由科室将经过总结、提炼的临床路径建立成模板。可以从医院和科室的常见病种开始，通过以点带面的形式，逐步推开。完成前面的几个准备步骤以后，要在实际的应用过程中，借助信息化手段，建立和维护路

径表单，实现医院各科室间的互通，并且能够及时更新和优化临床路径。为了保证临床路径能够真正地推行下去，并且最终能够在医保支付当中立于不败之地，需要从规范诊疗、保障医疗安全的角度，在全院范围内加强宣教，让医生接受临床路径。同时，为了更好地服务于医保支付，可以进一步分析临床路径病种与非临床路径病种的费用，以及医疗质量安全指标，及时掌握情况。

二、全方位多渠道促进学科建设，积极推动学科能力提升

医疗技术能力和医疗技术水平的提升是一个持续长久的过程，医院的学科建设是整体提升医院综合实力的关键因素，更好地治疗疑难危重疾病是各大医院努力的方向和目标。医院整体实力强大，才能在各项医疗政策中取得更好的发展优势，也才能在医保支付当中占据金字塔的顶端。医院可以从以下几个方面加强学科建设发展。

（一）以医疗新技术为抓手，推动医疗技术发展，不断提升医疗技术水平

医疗新技术的运用关系到医院的学科建设和学科发展，对于提升整体医疗技术水平、促进患者快速康复有着十分重要的意义。医院要鼓励专科更多地运用医疗新技术，尤其是国内首创的医疗新技术。为了丰富治疗手段和方法，对于医院尚未开展和掌握的医疗新技术，建立机制鼓励医生前往国内外进修，学习更多的医疗新技术。与此同时，对于国内外已经开展，但未形成规模的医疗新技术，应该加强引进。为了在全院范围内形成攀登技术高峰的氛围，可以将医疗新技术的开展纳入各级的指标考核体系，也可以作为医师晋升高级职称的必要条件，进一步推动医院医疗技术发展。

医疗新技术不断运用，国家放开对医疗技术临床应用的准入审批，医院负主体责任，医疗安全方面的挑战也相对较大。因此，医院应该做好医疗新技术的准入审批管理，可以借助医疗质量与安全管理委员会，或者专门的医疗技术临床应用管理委员会，严格把好医疗技术的准入关口。准入通过后，在运行期间要定期开展评价分析，如期满半年分析、期满一年分析等。对于不同难度水平的医疗新技术可以实行分级分类管理，对于技术难度大、风险大、伦理要求高等的技术，应该适当放宽运行期限，并加强过程监管，注意医疗新技术的疗效，以及有无发生不良损害事件，建立相关机制以及时叫停导致不良损害事件的医疗新技术。借助信息化手段，做好医疗新技术从准入到运行的监管，运行期满安全开展后，应有机制可以将其转化为常规医疗技术。

以医疗新技术为抓手，整体推进医疗技术水平，在行业中形成优势，在医保支付背景下，有限的资源也会向收治更多疑难危重疾病的医院和科室倾斜。因此，谈论医保付费，要从医院整体实力来谈，立足于提升整体实力来应对医保带来的挑战。临床专科的诊治水平提升了，不同的付费方式就从挑战转为机遇。

（二）开展多学科协作诊疗模式（MDT），发挥学科交叉融合优势

大型公立三甲医院的优势在于综合实力强大，对于疑难危重疾病的救治能够发挥多学科的优势，最大程度保障患者的生命安全。目前分科越来越细，专科化程度越来越高，一方面单个疾病的救治水平越来越高，另一方面由于分科太细，多系统疾病患者在单一专科难以得到最好的救治。因此，发挥学科交叉融合优势十分重要。

MDT 是近年国际上广泛推崇的重要医学模式，也是大型公立三甲医院适应分级诊疗政策过程中的应对策略与发展方向之一。MDT 的目的是使传统的个体式、经验式医疗模式转变为医疗小组协作模式、决策模式，由此推动全方位专业化、规范化诊治策略与合理化医疗资源整合配置，不断提高亚专业水平。MDT 对于患者诊疗效果、医师个人发展、专科团队建设、医院整体技术和管理水平的提升都有非常积极的促进作用，有必要积极推动各专科进行 MDT 的探索、实践和交流，共同提升医疗综合诊治水平。

（三）推进院内快速康复（ERAS）建设，更好保障医疗质量安全

随着疑难危重疾病患者收治的比例不断提高，医疗资源的消耗势必会增多，成本也会相应增加。在院内推进 ERAS 建设，可优化病种管理，促进患者术后快速恢复，提高患者术后康复质量，从而降低并发症发生率和围手术期死亡率，控制再入院率，缩短住院时间，最终达到降低患者医疗费用、提高患者满意度的目的，使医疗资源配置更加科学高效，进而提升医院的整体运行效率。

推进 ERAS 建设，可以从普外科、麻醉科等科室开展先行先试，针对 ERAS安全性、制度与流程完善、多部门协作与配合、医疗质量管控及效益评估等问题形成一系列的管理方案以后，再在全院外科范围内从管理层面推进。协同外科、麻醉、ICU、护理、康复、营养等多学科，通过优化和规范 ERAS 诊疗流程及标准，建立一套 ERAS 管理制度、目标和质量评价体系，同时根据各家医院不同的自身优势和技术储备，逐步推进并打造有不同医院特色和文化的 ERAS 模式

和体系，最终实现医、护、患的多方共赢。

（四）率先引入 DRGs 管理，更好地开展学科评价

DRGs 是近年来新兴的一个管理工具，是能够对医疗机构住院医疗服务能力、服务效率和医疗安全三个维度进行客观评价的强大工具，在医疗卫生领域的应用和推广越来越广泛。目前已经开展了同行评价、医院情况摸查、专科能力评价、治疗组比较等多维度的评价应用，并利用 DRGs 开展学科评价，如定期评价专科主要收治病组，引导科室向收治疑难危重疾病方面前进。同时利用 DRGs 的难度系数进行平均住院日目标制定，根据是否有合并症和并发症等评价收治疑难危重疾病比例，以及通过手术组、操作组计算手术科室手术率情况，逐个分析低风险组死亡病例，优化病案首页填写等。通过全方位评价，有效促进医院疑难危重疾病收治水平。

医保政策的博弈最终是医院实力的博弈，医院实力体现在医院医疗技术以及医院收治疑难危重疾病的能力水平上。加强医院学科建设，不断提升医疗技术水平，才能立于不败之地。

（本节撰写人：旋妮玲、吴粤、文政伟）

第四节　住院病案首页如何配合按病种分值付费工作

一、住院病案首页

住院病案首页，是医务人员使用文字、符号、代码、数字等方式，将患者的基本情况、住院医疗及诊断情况、住院医疗经费等信息精练汇总在特定的表格中形成的病例数据摘要。

如图 4-3 所示，最新国家版住院病案首页共有 116 个项目，包括患者基本信息、住院过程信息、诊疗信息、费用信息。

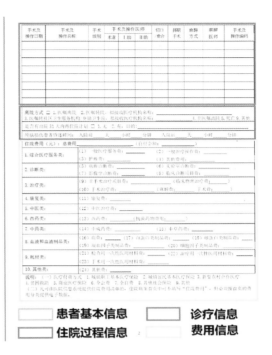

图 4 - 3　住院病案首页

住院病案首页是 DRGs 病种分析、医疗质量检测和医保付费等应用的基础，其数据的准确性对应用的结果有至关重要的作用。

二、填报人员职责

住院病案首页的填报并不只是病案统计人员的职责，信息管理人员、收费管理员、临床医师、编码员及各类信息采集录入人员在填写时，应当按照规定的格式和内容及时、完整和准确填报。

首先，住院病案首页填报必须要有信息系统的支撑，信息管理人员应当按照数据传输接口标准及时上传数据，确保住院病案首页数据完整、准确。

其次，收费管理员应当根据《病案首页费用分类与医疗服务收费分类对照表》，做好住院病案首页费用归类，确保每笔费用类别清晰、准确。

再次，临床医师应当按照《住院病案首页数据填写质量规范（暂行）》（以下简称《首页填写规范》）要求填写诊断及手术操作等诊疗信息，并对填写内容负责。

最后，编码员应当按照《首页填写规范》要求准确编写疾病分类与手术操作代码。临床医师已作出明确诊断，但书写格式不符合疾病分类规则的，编码员可按分类规则实施编码。

医院应重视编码员的培养，某三甲医院通过对比分析临床医师编码和编码员编码的病种分值测算，发现编码员为医院挽回不少损失。取某三甲医院2018年1—6月份广州医保出院患者住院病案首页，将临床医师首次填写诊断及手术操作所对应的编码与病案科编码员最终审核填写的编码（以下分别简称"医师编码"和"病案编码"）两组数据分别导入病种分值测算软件，根据广州医保病种分值计算规则预测总分值，结果显示病案编码比医师编码多1119021.48分，若以标准病种（急性阑尾炎经腹腔镜阑尾切除术，1000分13385元）分值计算费用，病案编码的医保支付费用比医师编码多1497.81万元，若经医院系数调整后，差额将会更大。

差异如此之大，并非是由于编码员一味地高编病例，编码员只是如实地对病例进行翻译。此次共分析病历17488份，其中医师编码与病案编码不一致的共有3953份，而病案编码比医师编码分值高的有1759份，只占差异病例的44.5%。余下55.5%的病例，医师编码反而存在高编病例的情况，如返院放、化疗的患者，医师给予肿瘤作为主要诊断，这是不符合《首页填写规范》要求的，若医保局查出高编病例，会做出"扣一罚三"的处理，医院损失将会更大。

随着住院病案首页数据愈发重要，上级主管部门对住院病案首页的填报时限愈来愈重视，如广州市医保局在实行单病种、按病种付费政策时，要求办理结账时立即上传诊断和手术操作等首页数据。因此，信息管理人员、收费管理员、临床医师、编码员及各类信息采集录入人员要各司其职，不应将住院病案首页的填报看作只是病案统计人员的职责。

三、准确填写住院病案首页

填报住院病案首页有两个步骤，即填写和上报住院病案首页。准确填写是准确上报的基础，医院应该根据《住院病案首页部分项目填写说明》和《首页填写规范》等文件的具体要求，及时、完整和准确地填写住院病案首页。

主要疾病诊断和手术及操作的填写与编码，是住院病案首页填写的重点和难点，填写错误会给医院造成巨大的损失。主要诊断是指经综合考虑确定的导致患者本次住院就医的主要原因。该原因可以是疾病、损伤、中毒、体征、症状、异常发现，也可以是其他影响健康状态的因素。根据《首页填写规范》要求，主要诊断选择原则如下：

第一，主要诊断一般是患者住院的理由，原则上应选择本次住院对患者健康危害最大、消耗医疗资源最多、住院时间最长的疾病诊断。

例如：

主要诊断：病毒性脑膜炎

其他诊断：法洛氏四联症

案例评析：患者男童，5岁，因头痛10天加重伴发热呕吐5天入院，既往有法洛氏四联症病史。查体颈项强直，克氏征可疑阳性，脑脊液检查为无菌性炎性改变，考虑为病毒性脑膜炎。经脱水降颅压、抗病毒治疗，两周后症状缓解治愈出院。本例具有病毒性脑膜炎典型的临床表现，诊断明确，治疗有效，主要诊断选择本次住院的理由。

第二，病因诊断能包括疾病的临床表现，则选择病因诊断作为主要诊断。

例如：

主要诊断：肺炎克雷伯菌败血症

其他诊断：脓毒性休克

案例评析：患者中年男性，因反复发热伴畏寒、寒战10余天入院，入院后查血常规及其他炎症指标明显升高，血培养为肺炎克雷伯菌，住院治疗期间出现脓毒性休克。诊断肺炎克雷伯菌败血症、脓毒性休克。后依据血培养药敏结果抗感染治疗，病愈出院。有明确的血培养结果，败血症诊断明确，脓毒性休克只是肺炎克雷伯菌败血症的临床表现，故以病因诊断为主要诊断。

第三，以手术治疗为住院目的的，则选择与手术治疗相一致的疾病作为主要诊断。

例如：

主要诊断：鼻中隔偏曲

其他诊断：慢性鼻窦炎

手术操作：鼻内镜下鼻中隔矫正术

案例评析：患者女性，22岁，主因鼻堵3年，因慢性鼻窦炎、鼻中隔偏曲收入院，入院后行鼻内镜下鼻中隔矫正术，根据主要诊断与主要手术一致的原则，选择鼻中隔偏曲为主要诊断。

第四，以疑似诊断入院，出院时仍未确诊，则选择临床高度怀疑、倾向性最大的疾病诊断作为主要诊断。

例如：

主要诊断：系统性红斑狼疮可能性大

其他诊断：原发高血压病

案例评析：患者女性，38岁，主因发热伴皮疹两周收入院，既往有高血压病史1年。入院后完善免疫学自身抗体检测等相关检查，仍未能明确诊断，对症治疗后病情好转出院。依据本患者病史、症状不能除外系统性红斑狼疮的可能，但相关特异性检查不支持，故选择系统性红斑狼疮可能性大为主要诊断。

第五，因某种症状、体征或检查结果异常入院，出院时诊断仍不明确，则以该症状、体征或异常的检查结果作为主要诊断。

例如：

主要诊断：抽搐原因待查

案例评析：患者女童，3 岁，因发作性抽搐两小时急诊入院，体温正常。入院后给予对症治疗，症状缓解，转入专科医院进一步治疗。患者因抽搐入院，入院时间短，原因不清，故选择抽搐原因待查为主要诊断。

第六，疾病在发生发展过程中出现不同危害程度的临床表现，且本次住院以某种临床表现为诊治目的，则选择该临床表现作为主要诊断。疾病的临终状态原则上不能作为主要诊断。

例如：

主要诊断：慢性心力衰竭急性加重

案例评析：患者女性，66 岁，因间断喘憋、下肢水肿 10 余年加重 3 天，因心功能不全收入院。既往风湿性心脏病史 30 年、冠状动脉粥样硬化性心脏病史 10 余年。入院后给予抗心衰治疗，病情好转出院。患者既往风湿性心脏病、冠心病史明确，此次住院的治疗目的为心力衰竭，故主要诊断应为慢性心力衰竭急性加重。

第七，本次住院仅针对某种疾病的并发症进行治疗时，则以该并发症作为主要诊断。

例如：

主要诊断：食管胃底静脉曲张破裂出血

其他诊断：肝硬化、门脉高压

案例评析：患者男性，51 岁，因呕血一天住院，既往肝硬化病史 10 年，给予胃镜下硬化剂治疗后病情缓解出院。患者入院后主要治疗肝硬化的并发症——食管胃底静脉曲张破裂出血，因此选择该并发症为主要诊断。

第八，住院过程中出现比入院诊断更为严重的并发症或疾病时，按以下原则选择主要诊断：

（1）手术导致的并发症，选择原发疾病为主要诊断。

例如：

主要诊断：子宫平滑肌瘤

其他诊断：切口疝伴小肠梗阻

手术日期与名称：2015 年 3 月 2 日，子宫平滑肌瘤剥除术；2015 年 3 月 6

日，腹壁切口疝修补术

案例评析：患者女性，53 岁，因 B 超发现子宫肌瘤 2 月入院。入院后行子宫平滑肌瘤剔除术，术后第二天出现腹胀不缓解，CT 检查提示有腹壁疝伴小肠梗阻，考虑为手术并发症，行腹壁切口疝修补术，术后患者病情平稳出院。患者入院目的是择期手术治疗子宫肌瘤，术后虽然出现手术并发症并给予手术治疗，但仍应选择原发疾病作为主要诊断。

（2）非手术治疗导致或与手术无直接相关性的疾病，按第一条选择主要诊断。

例如：

主要诊断：金黄色葡萄球菌肺炎

其他诊断：Ⅱ型呼吸衰竭、急性前壁心肌梗死

案例评析：患者男性，80 岁，因发热、咳嗽、咳痰 4 天，加重伴喘憋 1 天，因肺炎收入院。既往多种基础疾病，入院后痰培养为金黄色葡萄球菌，血气分析提示Ⅱ型呼吸衰竭，给予抗感染、平喘等药物，以及有创呼吸机辅助通气，病情无改善，并出现急性前壁心肌梗死，给予保守治疗，后病情加重，治疗无效死亡。按照主要诊断选择原则，选择金黄色葡萄球菌肺炎为主要诊断。

第九，肿瘤类疾病按以下原则选择主要诊断：

（1）本次住院针对肿瘤进行手术治疗或进行确诊的，选择肿瘤作为主要诊断。

例如：

主要诊断：胃腺癌

其他诊断：低蛋白血症

案例评析：患者男性，76 岁，因确诊胃癌入院。入院前行 5 次化疗。本次住院行胃癌根治术，手术后患者病情好转出院。本次住院针对肿瘤行手术治疗，主要诊断为肿瘤。

（2）本次住院针对继发肿瘤进行手术治疗或进行确诊的，即使原发肿瘤依然存在，仍选择继发肿瘤为主要诊断。

例如：

主要诊断：肺癌脑转移

其他诊断：肺癌术后

案例评析：患者男性，56 岁，因头痛、恶心、呕吐 1 周入院。既往肺癌术后 5 年病史。头部 CT 提示颅内占位性病变，临床考虑肺癌脑转移，入院后行开颅手术治疗，证实为肺癌脑转移，手术后患者病情好转平稳出院。本例住院针对继发肿瘤进行手术治疗，主要诊断选择继发肿瘤。

（3）本次住院仅对恶性肿瘤进行放疗或化疗的，选择恶性肿瘤放疗或化疗

为主要诊断。

例如：

主要诊断：卵巢浆液性乳头状囊腺癌 Ic 期 G2 术后第 4 次化疗

案例评析：患者女性，卵巢浆液性乳头状囊腺癌诊断明确，既往住院已行手术治疗，本次住院按计划返院化疗。患者本次住院仅对恶性肿瘤行放疗或化疗，应选择肿瘤放/化疗作为主要诊断，其书写模式可以参考诊断示例表达方式。本次住院行放疗或化疗不能只写"肿瘤"，也不能写"放疗或化疗后"，建议多程化疗的注明本周期化疗次数。

（4）本次住院针对肿瘤并发症或肿瘤以外的疾病进行治疗的，选择并发症或该疾病为主要诊断。

例如：

主要诊断：中度贫血

其他诊断：结肠癌术后

案例评析：患者女性，81 岁，主因结肠癌术后半月，头晕、乏力两天入院。住院后血常规提示中度贫血，给予输血等对症治疗后好转出院。患者因中度贫血入院治疗，给予输血等纠正贫血，选择中度贫血为主要诊断。

第十，产科的主要诊断应选择产科的主要并发症或合并症。没有并发症或合并症的，主要诊断应由妊娠、分娩情况构成，包括宫内妊娠周数、胎数（G）、产次（P）、胎方位、胎儿和分娩情况等。

例如：

主要诊断：持续性枕后位梗阻分娩

其他诊断：孕 40 周孕 1 产 1、单胎活产

案例评析：因胎儿相对头盆不称，活跃期停滞，持续性枕后位，入院行子宫下段横切口剖宫产。选择产时并发症为主要诊断。

例如：

主要诊断：重度子痫前期

其他诊断：孕 41 周孕 1 产 1、单胎活产

案例评析：患者因重度子痫前期，入院行子宫下段横切口剖宫产。选择产前并发症为主要诊断。

第十一，多部位损伤，以对健康危害最大的损伤或主要治疗的损伤作为主要诊断。

例如：

主要诊断：颅骨骨折

其他诊断：颧骨骨折、骑摩托车摔倒

案例评析：患者约于18天前骑摩托车摔倒，致头部及全身多处外伤，伤后即出意识障碍，急诊行开颅血肿清除＋颅骨整复术，选择颅骨骨折为主要诊断。

第十二，多部位灼伤，以灼伤程度最严重部位的诊断为主要诊断。在同等程度灼伤时，以面积最大部位的诊断为主要诊断。

例如：

主要诊断：左手示指三度烧伤

其他诊断：左手手腕二度烧伤

案例评析：患者于1周前工作时不慎被热塑枪伤及左手示指及手腕，当时剧烈疼痛，无丧失意识，予切开取出异物、创面包扎、抗感染对症处理，患者创面皮肤坏死、瘀黑，部分指骨外露。示指烧伤程度更严重，选择左手示指三度烧伤为主要诊断。

第十三，以治疗中毒为主要目的的，选择中毒为主要诊断，临床表现为其他诊断。

例如：

主要诊断：一氧化碳中毒

其他诊断：昏迷

案例评析：患者4天前晚上使用煤气热水器洗澡，约半小时后被家属发现倒地于浴室，神志不清，后转昏迷，呼之不应，予脱水、高压氧治疗，选择一氧化碳中毒为主要诊断。

手术及操作名称一般由部位、术式、入路、疾病性质等要素构成。

有多个术式时，主要手术首先选择与主要诊断相对应的手术。一般是技术难度最大、过程最复杂、风险最高的手术，应当填写在首页手术操作名称栏中第一行。

既有手术又有操作时，按手术优先原则，依手术、操作时间顺序逐行填写。

仅有操作时，首先填写与主要诊断相对应的、主要的治疗性操作（特别是有创的治疗性操作），后依时间顺序逐行填写其他操作。

四、准确上报住院病案首页

为了确保医院评价、医保付费分析能如实地反映医院应有的水平，必须要向上级主管部门准确上报住院病案首页。准确填写住院病案首页，并不等于准确填报，住院病案首页数据上报是有单独的报送要求的，上报要求和填写要求可能并不一致，如广东省卫计委《广东省网络直报系统病案首页数据接口规范》

和《广东省病案首页数据质量控制要求》中的医疗付费方式、婚姻状况等值域与住院病案首页填写要求不相同。

住院病案首页上报人员应仔细对比上报要求与填写要求之间的差异，信息管理员应针对差异情况对系统进行修改或者数据转换，否则住院病案首页上报工作举步维艰。

广东省卫计委要求上报的住院病案首页数据有116个项目共247个数据字段，并设置了85个首页数据审核逻辑以规范首页数据上报。某三甲医院2016年6月出院患者约10000人次，而首页原始错误却有超过36000条（见图4-4），大量的原始错误不仅影响首页数据上报的及时性，还会让住院病案首页填报质量存在巨大隐患。

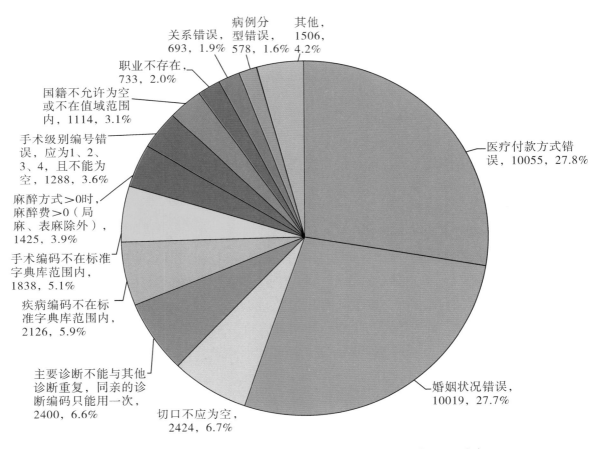

图4-4　某三甲医院2016年6月住院病案首页数据原始错误原因分类

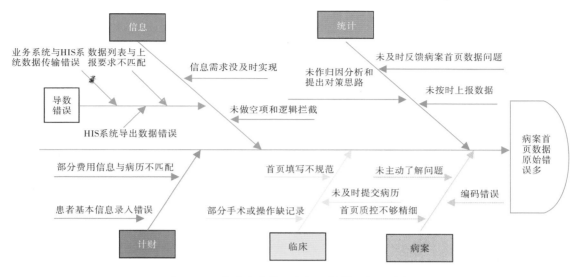

图 4-5 住院病案首页数据原始错误归因分析

通过归因分析（见图 4-5），笔者发现由于填写错误而造成的问题只占小部分，超过 95% 的问题是数值匹配问题或者是信息系统问题。例如错误占比最大的医疗付款方式、婚姻状况错误，就是住院病案首页上报要求与填写要求不相同造成的，医疗付款方式填写要求是 1~9，而上报要求则是 01~99，婚姻状况的情况也一样，详见表 4-7、表 4-8。

表 4-7 住院病案首页医疗付款方式代码填写与上报要求差异

名称	填写代码	上报代码
城镇职工基本医疗保险	1	01
城镇居民基本医疗保险	2	02
新型农村合作医疗	3	03
贫困救助	4	04
商业医疗保险	5	05
全公费	6	06
全自费	7	07
其他社会保险	8	08
其他	9	99

表4-8　住院病案首页婚姻状况代码填写与上报要求差异

名称	填写代码	上报代码
未婚	1	10
已婚	2	20
丧偶	3	30
离婚	4	40
其他	9	90

在实际工作中，除了上报住院病案首页到广东省卫计委外，还有国家重点专科评审、医院绩效评价等也会要求定时上报首页数据。不同主管部门的上报要求会有所不同，应根据各种上报要求，建立医疗付款方式、婚姻状况、切口、手术级别、国籍、职业、联系人关系和病例分型等字段匹配字典库，在上报首页数据时，根据字典库把住院病案首页填写的内容转换成上报内容，如表4-7中的"城镇职工基本医疗保险"，住院病案首页填写的是"1"，上报广东省卫计委则转换为"01"。实施此措施后，住院病案首页原始错误呈现断崖式减少，如图4-6所示，错误数量6月份为约36000，到8月份只有约3800，到12月份已经降到约1100，上报人员也能按时保质地上报首页数据。

首页原始错误数量

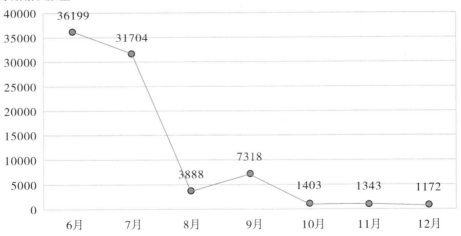

图4-6　某三甲医院2016年下半年住院病案首页原始错误变化趋势

五、小结

（1）住院病案首页的填报并不只是病案统计人员的职责，信息管理人员、收费管理员、临床医师、编码员及各类信息采集录入人员要各司其职，按照规定的格式和内容及时、完整和准确地填报。

（2）编码员应严格遵守《首页填写规范》，不要本末倒置地把分值库作为主要诊断选择原则。建议编码员保持学习和巩固编码知识，多参与疑难编码讨论；适当学习临床知识，多与医生沟通交流，便于准确地翻译医生的临床诊断。

（3）信息管理人员需要做好信息系统的支撑。信息传输是数据上报的临门一脚工作，切勿出现"答好题却填错答题卡"的低级错误，即各部门都把住院病案首页填好了，但数据上报接口的对接、数据格式的转换等方面出现问题，造成大批量的数据错误。信息管理人员须对数据严格把关。

（本节撰写人：陈志添、赵淑媛、文政伟）

第五节　财务部门如何配合按病种分值付费工作

实施按病种分值付费方式结算后，医院取得医疗收入不再具有"项目累加"效益，即不是做的医疗项目越多，收入就越高，这将促使医院进一步从规模扩张向内涵建设、从粗放式向精细化、从提高数量向提升质量转变。医院财务部门要继续加强财务精细化管理，尤其是病种成本核算和成本管控，在积极应对医保支付方式改革的同时，也为科学合理制定按病种分值付费标准、财政补偿政策等提供合理依据。

一、提升财务管理能力，加强成本管控

医改政策同时要求医院进行医疗费用控制，比如"总量控制、结构调整，控制医疗费用总量增长速度，合理调整医疗服务价格，降低药品和耗材费用占比，优化收支结构"[①]等。医院收入的取得将形成天花板，医院运营从以收入为

---

① 国家卫生健康委. 关于印发控制公立医院医疗费用不合理增长的若干意见的通知［Z］. 2015 – 10 – 27.

中心转向以成本为中心，强化成本意识、提高成本效益比势在必行。在包括医疗、医保、医药、政府、患者的医疗生态系统中，一方面，医院应研究在按病种分值付费支付方式下如何强化医院收入管理，获取与医疗技术和医疗质量水平相匹配的收入；另一方面，医院需要针对不同病种及治疗方式的组合展开成本核算，以确定每种病种所实际需要的费用和国家社保承担部分的关系，衡量病种真实成本与医保定价成本的差异，对病种成本加以管控，继而提升医院的财务管理能力，实现医院的良性运行。

二、做好财务部门内部分工协作

根据《医院财务制度》，医院财务管理的主要任务是：科学合理编制预算，真实反映财务状况；依法组织收入，努力节约支出；健全财务管理制度，完善内部控制机制；加强经济管理，实行成本核算，强化成本控制，实施绩效考评，提高资金使用效益；加强国有资产管理，合理配置和有效利用国有资产，维护国有资产权益；加强经济活动的财务控制和监督，防范财务风险。

实行按病种分值付费之后，医院的收入结算模式及收益来源将发生较大的变化，医保结算、收入核算、应收款项管理、成本核算等财务岗位需要积极思考、随机应变，[1] 这也是《医院财务制度》中表述的医院财务管理的主要任务：加强经济管理，实行成本核算，提高资金使用效益，防范财务风险。

（一）强化财务人员医保政策培训

财务人员应通过学习和培训，掌握按病种分值付费政策，尤其是该政策对财务管理的影响，提高医保政策理论水平、财务管理能力和专业素质。

（二）规范按病种分值付费账务处理

为了提供明细的会计信息[2]，医院财务部门应按照《政府会计制度》要求及医院补充规定，在"应收账款—应收医疗款"科目下增设相关明细科目，如"应收账款—应收医疗款—＊＊医保机构—按病种分值付费"，并进行明细核算，清晰反映在按病种分值付费政策下，医院取得收入、收到预付款、年度结算等经济事项的来龙去脉。这也便于及时更正和查询各年度、各医疗保险机构、各结算方式

---

①　孙丽，倪世树. 试论单病种限价收费的财务管理和会计核算［J］. 卫生经济研究，2008（2）：50－51.

②　邵彬，徐怡然. 医院医保管理与医保会计核算的关系［J］. 中国市场，2016（35）：157，163.

应收回的款项，避免因业务量大、业务复杂、时间跨度长而造成错漏。

（三）持续优化医保资金管理

医保资金是医院运营的主要资金来源渠道。按病种分值付费政策下，财务部门应继续协同医保部门共同强化医保资金管理，尽量提高医保资金的周转速度，做好预付款及结算款的核对，及时发现问题并向相关部门反映，从而减少医院资金周转压力。

（四）加强病种成本核算和运营分析

按病种分值付费能反映出不同医院在技术、管理和效益方面的差异，实际上也是医保管理部门在倒逼医院改进财务管理。体现在财务层面，是判断医院在不同病种和不同治疗方式组合下取得收入和付出成本的差额（即收益）是否平衡甚至是否有提高，从而达到良性运营。医院财务部门应以病种为成本计算对象，结合按病种分值付费不同分值下的不同治疗方式，继续深化和细化，对一定时期内所发生的各项成本进行完整、系统的记录、归集、分配和计算。同时，应该事前预计、事中反馈和分析按病种分值付费对医院整体运营、科室运营的影响，有针对性地加强管理、增加效益，进一步提高医疗机构的服务质量和技术水平，并且做好费用控制，努力用比较适宜的费用为群众提供优质的医疗服务。

为在财务部门有效落实上述工作，可以进行内部分工协作，具体请参考表4-9。

表4-9　按病种分值付费下的财务分工协作

序号	岗位或职能	工作要点
1	医保结算	（1）熟练掌握按病种分值付费有关规定，及时了解按病种分值付费工作动态 （2）定期将按病种分值付费病人在医院发生的费用及时、准确编制报表上报有关部门 （3）及时与医保管理部门对账，若发现数据不符等问题，协调有关部门及时解决 （4）定期与财务会计核算对账，发现问题并及时解决 （5）与医保、公费医疗工作主管部门积极配合，做好相关费用的结算对账工作 （6）督促及时催收核实无误的医保挂账费用

（续上表）

序号	岗位或职能	工作要点
2	物价管理	（1）熟练掌握按病种分值付费有关规定，及时了解按病种分值付费工作动态 （2）了解、熟悉病案首页费用数据与医疗服务价格项目的对应关系 （3）了解、熟悉不同病种及不同治疗方式下的医疗服务价格项目的对应及构成
3	会计核算	（1）及时设立按病种分值付费明细核算或辅助核算科目，进行明细核算 （2）按协议查看、核算预付医保款项到账情况，并及时反馈 （3）与医保结算岗位定期对账，不符时查明原因 （4）及时通报医保款项情况，并协助完成催收工作 （5）及时分析反馈结算差额、坏账等对财务状况的影响 （6）计算及分析医保款项周转天数、占用资金成本情况，并持续改进
4	成本核算	（1）结合按病种分值付费不同分值下的不同治疗方式，以病种为成本计算对象，将一定时期内所发生的各项成本完整、系统地记录、归集、分配和计算 （2）计算每个病种各组和不同治疗方式的诊疗全过程费用① （3）分析比较各种组合收入、成本及收益
5	财务分析	（1）熟练掌握按病种分值付费有关规定，及时了解按病种分值付费工作动态 （2）结合成本核算数据，事前预计按病种分值付费对医院整体运营、科室运营的影响 （3）事中反馈和分析按病种分值付费对医院整体运营、科室运营的影响

三、规范按病种分值付费会计核算

按病种分值付费对医院财务运行最直观的影响反映在收入方面。财务需要首先了解收入的结算规则。这里的收入主要指的是住院收入，具体是指为住院病人提供医疗服务所取得的收入，包括床位收入、诊察收入、检查收入、化验收入、治疗收入、手术收入、护理收入、卫生材料收入、药品收入、其他住院收入、结算差额等。其中，"结算差额"指科目核算医院同医疗保险机构结算

---

① 王晓天. 浅谈按病种付费与单病种成本核算管理［J］. 消费导刊，2006（10）：99－100.

时，因医院按照医疗服务项目收费标准计算确认的应收医疗款金额与医疗保险机构实际支付金额不同而产生的需要调整医院医疗收入的差额。

《政府会计制度》规定，业务发生时，医院应按实际垫付的按病种分值付费统筹金额，会计分录为借：应收账款—应收医疗款—＊＊医保—按病种分值付费—申报，贷：事业收入—医疗收入。如智能审核发现不合理费用，被医疗保险机构扣除，应向医疗保险机构索要此部分费用相关文件，并报医院管理层审批。扣款时，会计分录为借：其他应收款，贷：应收账款—应收医疗款—＊＊医保—按病种分值付费—审核扣款；不追究责任、由院方承担时，会计分录为借：坏账准备，贷：应收账款—应收医疗款—＊＊医保—按病种分值付费—审核扣款。

由于在按病种分值付费方式下，医疗保险机构将保证金预拨付给医院，应建立"应收账款—应收医疗款—＊＊医保—按病种分值付费—预付款"往来科目，每月拨款时，将医疗保险机构实际拨付的保证金从医疗保险机构的往来账中结转至此往来账，在下一年度医疗保险机构统一拨付上年保证金时，予以结转。

例如，某年某医院按照 HIS 收入报表确认取得医疗住院收入 50000 万元，其中某医保机构病人住院收入 30000 万元，每月收到医保机构拨付预付款 1200 万元。次年初，医保机构根据住院病种分值、住院床日费用与医院进行年终清算，确认该医院根据住院病种分值、住院床日费用分值以及各定点医疗机构等级系数等分配的结算收入为 29000 万元。则该医院次年须确认收入结算差额为 30000 万 – 29000 万 = 1000 万元。具体步骤如表 4 – 10 所示：

表 4 – 10　按病种分值付费下医院收入的确认

步骤	某年	次年
医保收入确认	按医疗收费项目确认收入 30000 万元，同时确认挂账应收款—医保款 30000 万元	
收到医保局预付款	不确认收入，每月冲销应收账款—应收医保款 1200 万元	
年度清算		确认结算差额 30000 万 – 29000 万 = 1000 万元，冲销应收账款 29000 万 – 1200 万 × 12 = 29000 万 – 14400 万 = 14600 万元，同时核销应收账款 30000 万元

从表 4 – 10 计算过程可以看出，按病种分值付费对医院财务收入的影响是滞后的，需要等到年度清算后才知道具体影响金额。医院应当在清算前按照既定规则"未雨绸缪"，假设分析在新的支付模式下，按现有病种结构结算，收入总额会受到哪些影响，以便有针对性地进行财务分析，制定应对措施及做好月度、年度申报结算措施。

医院因违规治疗等原因被医疗保险机构拒付而不能收回的应收医疗款，应按规定确认为坏账损失。这里要说明的是，年度清算后，对账龄超过三年、确认无法收回的应收医疗款可作为坏账损失处理。坏账损失经过清查，按照国有资产管理的有关规定报批后，在坏账准备中冲销。

四、匹配医疗服务价格项目

在按病种分值付费方式下，申报医保的结算数据是以住院病案首页为基础的，而医院的收入核算与管理基础是以医疗服务价格项目为基础的。为保证医疗费用分类统计的准确性，我们需要清晰地了解住院病案首页费用数据与医疗服务价格项目的对应关系，便于分析比较。

以广东省住院病案首页数据要求为例，住院病案首页的住院费用是指患者住院期间发生的与诊疗有关的所有费用之和，按照《广东省定价目录（2018 年版）》（粤府办〔2018〕11 号）①，具体费用与医疗服务价格项目的对照②如表 4 – 11 所示。

---

① 广东省人民政府办公厅. 广东省定价目录（2018 年版）［Z］. 2018 – 04 – 07.
② 广东省卫生计生委办公室. 广东省卫生计生委办公室关于印发病案首页费用分类与医疗服务收费分类对照表的通知［Z］. 2017 – 05 – 15.

表4-11 住院病案首页费用类别与医疗服务价格项目的对应

序号	病案首页费用类别		对应医疗服务价格项目编码
1	综合医疗服务类：各科室共同使用的医疗服务项目发生的费用	（1）一般医疗服务费：包括诊查费、床位费、会诊费、营养咨询费等费用 （2）一般治疗操作费：包括注射、清创、换药、导尿、吸氧、抢救、重症监护等费用 （3）护理费：患者住院期间等级护理费用及专项护理费用 （4）其他费用：病房取暖费、病房空调费、救护车使用费、尸体料理费等	11（一般医疗服务），13（社区服务、预防保健） 1202~1217（抢救、吸氧、注射、清创缝合、换药、雾化吸入、鼻饲管置管、胃肠减压、洗胃、物理降温、坐浴、冷热湿敷、引流管冲洗、灌肠、导尿、肛管排气） 310208001（H胰岛素泵持续皮下注射胰岛素），121800001S 伤口负压辅助愈合治疗（121800001S-1~121800001S-4） 1103~1104（急诊监护、院前急救），120100001（重症监护），311202007（新生儿监护） 311400040~311400043（烧伤抢救） 1201（护理费） 1106~1108（救护车、取暖、空调），14（尸体料理）
2	诊断类：用于诊断的医疗服务项目发生的费用	（1）病理诊断费：患者住院期间进行病理学有关检查项目费用 （2）实验室诊断费：患者住院期间进行各项实验室检验费用 （3）影像学诊断费：患者住院期间进行透视、造影、CT、磁共振检查、B超检查、核素扫描、PET等影像学检查费用 （4）临床诊断项目费：临床科室开展的其他用于诊断的各种检查项目费用，包括有关内镜检查、肛门指诊、视力检测等项目费用	27（病理检查） 25（检验），26（血型与配血） 31（临床各系统诊疗）并且财务分类为H 21（医学影像），22（超声），23（核医学） 31并且财务分类为D，311100005（E阴茎勃起神经检查），311201004（E阴道镜检查）

（续上表）

序号	病案首页费用类别		对应医疗服务价格项目编码
3	治疗类	（1）非手术治疗项目费：临床利用无创手段进行治疗的项目产生的费用，包括高压氧舱、血液净化、精神治疗、临床物理治疗等的费用。临床物理治疗指临床利用光、电、热等外界物理因素进行治疗的项目，如放射治疗、放射性核素治疗、聚焦超声治疗等项目 （2）手术治疗费：临床利用有创手段进行治疗的项目产生的费用，包括麻醉费及各种介入、孕产、手术治疗等费用	31 并且财务分类为 E，31010001 6 – 20（D 各种穿刺术、周围神经、肌肉活检术），121800002F ~ 121800004F（新增市场调节价项目）24（放射治疗），2306（核素治疗），3401（物理治疗） 32（介入手术），33（手术），31 并且财务分类为 E 的部分项目 3301 32，3302 ~ 3316，31 并且财务分类为 E 的部分项目
4	康复类	对患者进行康复治疗产生的费用，包括康复评定和治疗费用	3402（康复）
5	中医类	利用中医手段进行治疗产生的费用	41 ~ 48
6	西药类：包括有机化学药品、无机化学药品和生物制品费用	（1）西药费：患者住院期间使用西药所产生的费用 （2）抗菌药物费用：患者住院期间使用抗菌药物所产生的费用，包含于"西药费"中	财务账上为西药收入
7	中药类：包括中成药和中草药费用	（1）中成药费：患者住院期间使用中成药所产生的费用。中成药是以中草药为原料，经制剂加工制成各种不同剂型的中药制品 （2）中草药费：患者住院期间使用中草药所产生的费用。中草药主要由植物药（根、茎、叶、果）、动物药（内脏、皮、骨、器官等）和矿物药组成	财务账上为中成药、中草药收入

（续上表）

序号	病案首页费用类别		对应医疗服务价格项目编码
8	血液和血液制品类	（1）血费：患者住院期间使用临床用血所产生的费用，包括输注全血、红细胞、血小板、白细胞、血浆的费用。医疗机构对患者临床用血的收费包括血站供应费、配血费和储血费 （2）白蛋白类制品费：患者住院期间使用白蛋白的费用 （3）球蛋白类制品费：患者住院期间使用球蛋白的费用 （4）凝血因子类制品费：患者住院期间使用凝血因子的费用 （5）细胞因子类制品费：患者住院期间使用细胞因子的费用	
9	耗材类：当地卫生、物价管理部门允许单独收费的耗材。按照医疗服务项目所属类别对一次性医用耗材进行分类	（1）检查用一次性医用材料费：患者住院期间检查检验所使用的一次性医用材料费用 （2）治疗用一次性医用材料费：患者住院期间治疗所使用的一次性医用材料费用 （3）手术用一次性医用材料费：患者住院期间进行手术、介入操作时所使用的一次性医用材料费用①	财务账上为卫生材料收入
10	其他类	患者住院期间未能归入以上各类的费用总和	

---

① "诊断类"操作项目中使用的耗材均归入"检查用一次性医用材料费"；除"手术治疗"外的其他治疗和康复项目（包括"非手术治疗""临床物理治疗""康复""中医治疗"）中使用的耗材均列入"治疗用一次性医用材料费"；"手术治疗"操作项目中使用的耗材均归入"手术用一次性医用材料费"。

从表 4-11 可看出，住院病案首页住院费用与医疗服务价格项目收费分类并不完全一致。住院病案首页住院费用分为 10 个大类、24 个小类，其中 5 个大类、12 个小类项目与医疗服务价格项目收费对应。而与医疗服务价格项目收费对应的财务分类为 A 挂号、B 床位、C 诊查、D 检查、E 治疗、F 护理、G 手术、H 化验、I 其他。

除上述住院病案首页费用的分类对应外，财务部门还应该关注单病种及不同治疗方式组合下医疗服务价格项目的不同组合，以便分析病种分值时医院取得的收入总额及结构变化。

五、分析不同病种及治疗方式组合下的成本与效益

通过不同病种及治疗方式组合下的成本核算，医院可以最大限度地了解各病种实际支付费用和成本之间的关系，同时可以准确掌握病种的实际成本水平及结构组成，有利于医院精简优化就诊流程，降低成本，提高服务效率和效益。[①]

（一）不同病种及治疗方式组合下的成本核算

随着卫生服务市场竞争机制的逐步形成，以及医疗保险制度改革的深入，尤其是按病种付费支付方式的推进，医院越来越重视成本核算这一经济管理手段。国内医院成本核算正由粗放型（只核算医院总成本和科室成本），向更为细致的项目成本核算、单病种成本核算等方向发展。目前，国内大多数医院已初步具备进行病种研究和单病种支付方式研究的基础。所谓单病种成本核算，是以病种为成本计算对象，对一定时期内所发生的各项成本进行完整、系统的记录、归集、分配和计算的方法。它是医院成本核算的重要组成部分，是对医院成本核算工作的深化和细化，而在按病种分值付费下，还应该核算相同病种不同治疗方式下的成本差异。

1. 核算方法

医院单病种收益的盈亏与单病种成本的构成密切相关。因此，通过单病种成本核算，医院可以准确掌握病种的实际成本水平及结构组成，精简优化就诊流程，降低成本，提高服务效率和效益。

---

① 马苑.基于作业成本法的单病种付费模式研究［D］.昆明：云南财经大学，2016.

根据《医院财务制度》第三十二条规定，病种成本核算的办法是将某一病种所耗费的医疗项目成本、药品成本及单独收费材料成本叠加。目前主要的病种成本核算的方法有临床路径核算、基于临床路径与 CBR（Case-Based Reasoning，事例推理）的单病种成本核算、医疗项目叠加法、病种成本相对值法、以床日成本或床日费为基础的病种成本核算。

医疗项目叠加法是建立在科室成本核算和医疗项目成本核算基础上的，它将病种分解为床位、检查、治疗、药品、单收费材料等项目，将各项目的成本进行叠加汇总，得出病种成本。医疗项目叠加法计算病种成本的步骤是：

$$\left.\begin{matrix}直接成本\\间接成本\end{matrix}\right\}科室成本\left\{\begin{matrix}项目成本\\药品成本\\单收费材料成本\end{matrix}\right\}病种成本$$

在上述病种成本计算基础上，再加入不同的治疗方式，可得到不同病种及治疗方式组合下的病种 + 治疗方式组合成本。表 4 - 12 为一示例。

$$\left.\begin{matrix}直接成本\\间接成本\end{matrix}\right\}科室成本\left\{\begin{matrix}项目成本\\药品成本\\单收费材料成本\end{matrix}\right\}病种成本 + 不同治疗方式$$

表 4 - 12　不同病种 + 不同治疗方式的成本核算结果

ICD - 10 亚目	疾病名称	诊治方式	分值	次均费用（元）	成本（元）
K40.9	单侧或未特指的腹股沟疝，不伴有梗阻或坏疽	保守治疗	62	5022	4022
K40.9	单侧或未特指的腹股沟疝，不伴有梗阻或坏疽	传统手术	96	7776	6799
K40.9	单侧或未特指的腹股沟疝，不伴有梗阻或坏疽	微创手术	134	10854	9877

2. 核算内容

第一，确定核算对象。进行病种分类是进行病种成本核算的基础。为使同一病种组的医疗项目组成相近和易于临床操作，按照国际或国内最新的分类标准将有类似临床特征和社会学特征、医疗项目相近的病例聚集在一起，形成一个规范的标准的病种组，作为成本核算对象，有利于病种医疗质量控制、医疗成本控制和绩效评价。

第二，确定病种成本的范围。从科室成本核算角度来说，病种成本应包括临床服务类科室直接成本、医疗技术类科室直接成本、医疗辅助类科室直接成本和行政后勤类科室直接成本。从项目成本核算角度来看，病种成本应包括医疗项目成本、药品成本和单收费材料成本。从医院成本开支的项目来看，病种成本应包括人员经费、卫生材料费、药品费、固定资产折旧、无形资产摊销、其他费用、提取的医疗风险基金。

第三，设置标准的临床路径。设置标准的临床路径是指针对某一病种建立一套标准规范化治疗模式与治疗程序，以循证医学证据和指南为指导来促进治疗和疾病管理的方法。它最终起到规范医疗行为、减少变异、降低成本、提高质量的作用。病种成本包含该病种入院至出院整个诊疗过程的成本，需考虑临床路径设置是否规范和标准，能否真实完整反映病种成本的关键因素。应首先对病种中的病例进行统计分析，分析具有相似特征病例的实际诊疗过程，对治疗方式、治疗项目、药品和单收费材料使用的合理性做出评价，去除无效的住院天数，整理出该病种的临床路径；然后由相关专家论证该临床路径的合理性，对不合理的部分进行优化，最终形成标准规范的临床路径。

鉴于现阶段国内病种成本核算存在病种概念外延和内涵尚不明确、病种成本核算对象不清晰、尚未形成与病种对应的标准临床路径、缺乏医疗业务流程的规范等局限性问题，现阶段准确核算病种成本有一定难度。

（二）不同病种及治疗方式组合下的收益比较

进行上述成本核算的目的是分析医院在不同病种及不同治疗方式下获取收益的差别，从而进行针对性管理。例如，某医院在单病种成本测算的基础上，按分值付费的治疗方式再分类计算，发现对于"胆管结石伴有胆囊炎"进行微创手术的收益最高。

表 4 - 13　不同病种 + 不同治疗方式的收益比较举例

科室	ICD - 10	病种	治疗方式	分值	例数	住院天数	总收入	总成本	边际贡献	结余	结余率
普外一区	C20.x	直肠恶性肿瘤	保守治疗	196							
			传统手术	467							
			微创手术	471							
			介入治疗	446							
			合计	446							
	K80.1	胆囊结石伴有其他胆囊炎	保守治疗	74							
			传统手术	225							
			微创手术	182							
			合计								
	C18.7	乙状结肠恶性肿瘤	保守治疗	253							
			传统手术	573							
			微创手术	632							
			合计								
	C16.9	胃恶性肿瘤	保守治疗	245							
			传统手术	654							
			微创手术	486							
			介入治疗	472							
			合计								
	C22.0	肝细胞癌	保守治疗	180							
			传统手术	585							
			微创手术	439							
			介入治疗	286							
			合计								
普外一区	C22.9	肝恶性肿瘤	保守治疗	162							
			传统手术	379							
			微创手术	177							
			介入治疗	291							
			合计								
	C18.2	升结肠恶性肿瘤	保守治疗	207							
			传统手术	446							
			微创手术	457							
			介入治疗	207							
			合计								

说明：因涉及大量单位数据，故该表展示的是分析维度，而隐去了真实数据。

医院在单病种 + 治疗方式组合成本核算的基础上，分析按病种分值付费后单病人费用、总费用、单病人边际贡献、总边际贡献受到的影响，分析角度可以从病种、医疗组、科室到全院，如表 4 – 14 所示。

表 4 – 14　不同病种 + 不同治疗方式的收益比较举例

项目	某年			同期对比		
	按项目结算	按病种分值付费结算	差额	按项目结算	按病种分值付费结算	差额
出院人次						
单病人费用						
总费用						
单病人边际贡献						
总边际贡献						
……						

财务部门要做好上述工作，除了加强对按病种分值付费政策的理解和把握外，还应当具备一定的财务管理基础。例如，病种成本 + 治疗方式组合成本核算的基础是科室成本核算和项目成本核算，科室成本核算和项目成本核算的精细化要求建立完善的成本核算体系，包括成本范围、间接成本分摊方法和依据、科室与项目成本分摊的逻辑关系。因此，医院财务部门须做好医院各系统成本核算相关基础性数据信息的规范、统计、归集和计算工作。

（本节撰写人：冯欣、梁允萍）

第六节　信息部门如何配合按病种分值付费工作

一、医保管理信息系统的内涵及发展阶段

医保管理信息系统是遵照国家医保政策，按照医保业务管理机构的具体要求，采用先进的计算机技术和网络技术，进行参保基本信息管理、基金征缴及

分配管理、门诊个人账户支付管理、报销统筹基金支付管理、住院参保人网上在线结算等一系列为参保人提供基本医保管理服务操作的计算机信息系统。①

目前，各地市医保部门大部分处在信息系统建设的中期阶段，均是各自为政开发，单独进行建设，以满足自身业务需求。各软件厂商开发的医保管理信息系统依据的政策及技术水平也是大相径庭。在网络通信技术、数据库技术、信息存储技术高速进化的现状下，医保管理信息系统在中国经历了以下四个关键阶段：②

第一阶段：单机系统阶段。20 世纪 90 年代中期，因信息处理技术、数据库技术、资金预算等条件制约，医保管理信息系统均为单机独立运行模式，硬件平台是 X86 初阶计算机，基础平台一般采用 Foxbase 或 Foxpro 数据库，规模小，功能简单，只包含简单账户数据管理、医院费用报销及小数据量统计模块。

第二阶段：CS 模式阶段。20 世纪 90 年代末期，计算机信息处理能力大大增强、网络技术飞速普及，医保管理信息系统发展到 CS 技术模式，硬件平台发展到以小型机作为后台数据库支撑平台，前端业务处理使用 Windows 终端，系统软件平台使用 AIX、HP-UNIX、Solaris 或者 Linux 操作系统，大部分采用 Informix 数据库和 4GL 程序语言作为研发工具，运用电话拨号网络等串行通信方式作为数据信息传输模式，采用医疗保险个人账户磁卡系统。在这种模式下，医保管理信息系统能够支撑中等城市访问业务量，软件功能趋于完善，有账户数据管理和医疗费用报销、统计业务模块，还具备对安全策略进行强化的设定，实现了参保人诊疗业务、个人账户门诊费用实时结算。

第三阶段：BS 模式阶段。21 世纪初，随着硬件价格降低，信息技术迅速普及，医保管理信息系统部分转化为 BS 模式，数据库平台采用 AIX、HP-UNIX、Solaris 或者 Linux 操作系统，使用 DB2、Oracle 等大型分布式数据库系统软件。前端业务处理通过浏览器来完成，采用广域网数据信息交互传输方式，运用 IC 卡或者 CPU 卡存储账户信息，系统规模较大，功能完备。有数据管理和医疗费用报销、统计、数据安全、药房和医院的医保诊治业务功能、住院费结算功能等模块。与医院 HIS 系统建立了交换接口，体现了"同规划、同标准"的优势。

第四阶段：社保"核心平台三版"阶段。当前是医保的第四个重要阶段，建设统一的"社保系统核心平台"是人社部门信息系统建设的目标。为此人社部门制订了目标计划和指导方针，颁布了《核心业务平台及相关的系统建设规

---

① 陆春吉，任慧玲，李亚子 . 大数据环境下医保数据应用探究［J］. 中国数字医学，2016，11（8）：16－18.

② 黄勇 . 广州市医疗保险信息系统的设计与实现［D］. 成都：电子科技大学，2014.

范》。要求兼顾现状和未来业务趋势，实现"五保合一""拆分两宜"，对政策调整及各地市的不同需求作出快速反应，让医保管理信息系统体现建设周期短、建设资金集约化的特点，包括中央、省、市三级数据分布和网络管理结构，具备业务经办、公共服务、基金监管、决策支持几类功能，实现"数据向上集中、服务向下延伸"，以达到对服务人群"记录一生、管理一生、服务一生"的目标。该阶段系统硬件平台主要采用热备 HA 服务器、磁盘阵列技术、支持数字数据网专线、公共交换电话网络 PSTN、公共数据网络 X.25、MPLS VPN 等多种有线、无线局域网及广域网络通信设备。系统应用层面包括后台及应用软件。后台主要采用 UNIX 系统及 Oracle 大型分布式数据库，前台应用程序采用交互界面的 Microsoft 系列操作系统；应用软件采用主流的 BSS 三层或 CSS 三层应用架构，采用组件化设计，提供公共的数据接口，实现医保机构的上下联系，全面满足大型城市医保业务实时处理需求。

第五阶段：医保移动应用探索阶段。现阶段随着互联网的发展，医保移动应用已经逐步出现。以广州市为例，为将"2018 年广州市十件民生实事"中"推进医保互联网"的相关要求落到实处，2018 年选定可覆盖全市的 112 家医院，将其纳入医保互联网支付工作重点推广范围，引入微信、支付宝等支付方式，进一步优化身份证校验流程，切实贴近参保人需求，提供高质高效服务。

二、医院医保管理信息系统的发展

伴随着医保覆盖率的提高，医院对医保管理的重视程度也在不断提高，随之而来的是医院医保管理信息系统的建设和发展。信息化在医院医保管理中应用的主要目标就是提高医保管理的效率与质量，进而提升医院整体的医疗服务水平与服务质量。这也是医疗体制改革下的必然发展趋势。

医院医保管理信息系统主要由两大部分构成：一是医院信息系统与医保信息系统（医保经办机构）的系统接口和数据交互，主要负责医保参保人的身份校验、联网结算等业务；二是医院内部信息系统为满足医保管理要求逐步建设的系统，如医保参保不同待遇类型身份确认、医保智能审核、医保费用分析系统等。

（一）医保联网结算的推进过程及时效性分析

1. 医保联网结算的推进过程

从 2009 年起，我国国务院及人社部、财政部等政府主管部门就开始关注并陆续出台政策，有力地推进和保障跨区域异地就医医保联网结算的工作。具体推进历程见图 4 - 7[①]：

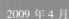

2009 年 4 月　　国务院发布《中共中央国务院关于深化医药卫生体制改革的意见》，提出"做好医疗保险关系转移接续和异地就医结算服务"。

2012 年 4 月　　国务院印发《"十二五"期间深化医药卫生体制改革规划暨实施方案》，规划提出，"十二五"期间要加快推进基本医务人员和医疗求助即时结算，使患者只需支付自负部分和，其余费用由医务人员经办机构与医疗机构直接结算。建立异地就医结算机制，2015 年全面实现统筹区域和省内医疗费用异地即时结算，初步实现跨省医疗费用异地即时结算。

2014 年 11 月　　人社部、财政部、卫计委《关于进一步做好基本医疗保险异地就医医疗费用结算工作的指导意见》（人社部发〔2014〕93 号）进一步明确提出推进异地就医结算工作的总体思想和近期任务：

（1）2014 年，在现有工作基础上，基本医疗保险市级统筹，基本实现市级统筹区内就医结算，规范和建立省级异地就医结算平台。

（2）2015 年，基本实现省内异地住院费用直接结算，建立国家级异地就医结算平台。

（3）2016 年，全面实现跨省异地安置退休人员住院医疗费用直接结算。有条件的地区可以加快节奏，积极推进。

---

① 张荔 . 跨省就医费用即时结算问题研究［D］. 上海：上海师范大学，2016.

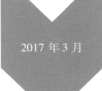

2017 年 3 月

2017 年 3 月 5 日，李克强总理做政府工作报告时明确提出："2017年在全国推进医务人员信息联网，实现异地就医住院费用直接结算。"医保覆盖率提高、医保患者比例增大，随之而来的是对医保联网结算的信息技术支持要求日益提高。2017 年目标是在年底前实现所有符合转诊条件人员异地就医住院费用结算。

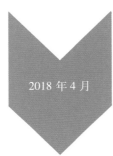

2018 年 4 月

2018 年 4 月 28 日，国务院办公厅发布《关于促进"互联网＋医疗健康"发展的意见》，其中在健全"互联网＋医疗健康"服务体系中明确点出了推进"互联网＋"医疗保障结算服务的内容，包括：

（1）加快医疗保障信息系统对接整合，实现医疗保障数据与相关部门数据联通共享，逐步拓展在线支付功能，推进"一站式"结算，为参保人员提供更加使得的服务。

（2）继续扩大联网定点医疗机构范围，逐步实现更多基层医疗机构异地就医直接结算。进一步做好外出务工人员和广大"双创"人员跨省异地住院费用直接结算。

（3）大力推行医保智能审核和实时监控，将临床路径、合理用药、支付政策等规则嵌入医院信息系统，严格医疗行为和费用监管。

图 4 - 7　医保联网结算推进历程图

可见，医保联网结算的推进是一项持续的工作，而且切实提高了医保参保人的就医体验。但与此同时，在异地就医联网结算的过程中，也存在可以继续完善和改进之处。以异地就医联网结算的时效性分析切入，以广东省 A 医院医保结算数据传输情况为基础，梳理总结出如图 4 - 8 所示的目前医保结算数据传输示意图。

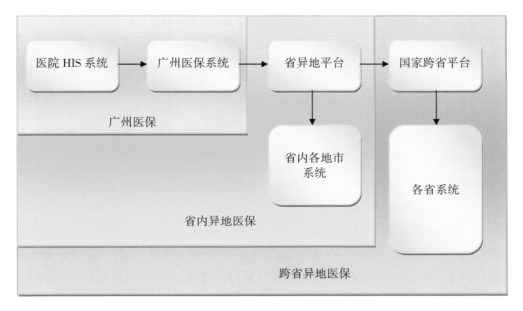

图 4 - 8　医保结算数据传输示意图

从图 4 - 8 可以看出，目前广东省 A 医院医保结算主要分成三大类：①广州医保：市公医、职工医保、居民医保、生育保险、门诊特定项目；②省内异地医保：接入省内异地就医平台的医保；③跨省异地医保。

2. 医保联网结算时效性分析

广东省 A 医院医保联网结算实际现场场景调研发现，目前医保联网结算的瓶颈主要在于医保系统的费用计算结果返回环节，体现在"医保结算报错"场景。基于目前医保结算数据的传输路径，在医保前置机的历史业务数据有两个关键时间节点：①广东省 A 医院 HIS 系统上传至医保前置机的时间点（t），②从参保地返回结算结果的时间点（t_1）。按照上述时间点，可以看到每位医保参保人的费用计算耗时（$t_1 - t$）。

统计 2017 年 1 月至 2018 年 4 月医保结算患者的费用计算耗时，经筛查共有 97932 人次具有数据分析意义（注：其他零星医保业务暂不纳入统计）。"医保结算报错"需要跨多个医保系统、多方协调才能解决，故本分析以结算耗时 10 分钟作为临界值，将统计数据划分为两类：少于 10 分钟视为正常结算场景，超过 10 分钟则视为结算报错场景。分析结果如下：

2017 年 1 月至 2018 年 4 月医保结算患者中，正常结算共 96264 人次，占总医保结算人次的 98.30%，正常结算耗时情况见表 4 - 15。

表 4 - 15   医保正常结算场景耗时分析

类型	2017 年		2018 年（1—4 月）		2017 年 1 月—2018 年 4 月	
	人次	费用计算平均耗时（分钟）	人次	费用计算平均耗时（分钟）	人次	费用计算平均耗时（分钟）
广州市医保	22039	1.01	8205	0.76	30244	0.94
省内异地医保	47048	1.4	17441	1.21	64489	1.35
跨省异地医保	617	2.51	914	1.85	1531	2.12

注：2017 年 4 月开启跨省异地医保患者联网结算。

从 2017 年全年医保结算患者数据分析看，结算报错的共 1309 人次，占医保结算人次的 1.84%。其中，跨省异地医保结算报错为 113 人次。从结算报错分析表（表 4 - 16）中可以看出，当出现结算报错场景时患者结算平均耗时将大幅延长。

表 4 - 16   医保结算报错场景耗时分析

类型	2017 年	
	人次	结算平均耗时（分钟）
广州市医保	333	451.43
省内异地医保	863	364.37
跨省异地医保	113	1296.04

省内异地医保的结算流程涉及广州市医保系统、广东省医保平台和参保地医保系统，因此结算报错的人次偏多，当结算报错时需要解决问题的时间也偏多。

进一步细化分析广东省内异地医保各地医保结算异常情况，有以下发现：①各参保地报错平均结算耗时均在 50 分钟以上；②韶关、揭阳的耗时超过 80 分钟；③江门、清远、中山和珠海的医保报错人次占比超过 5%。具体见图 4 - 9。

可见，广东省内各参保地的医保系统的不稳定状态会直接影响异地医保联网结算的时效性。

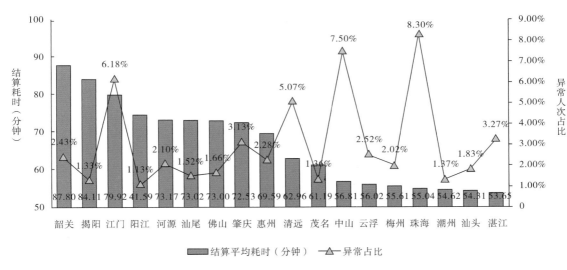

图4-9 异地医保异常结算分析

结合上述广东省A医院医保结算时效性数据分析，从实证数据分析方面可以得出以下结论：

（1）医保结算报错导致医保患者出院结账耗时较长、体验不好。

（2）部分参保地的医保结算报错频率高，一旦出现将导致患者滞留在结账组长时间等待。

（3）广州市医保、省内异地医保患者的耗时存在差异，需进一步剖析核查。

3. 关于医保联网结算平台的建设建议

根据2016年全国人社系统窗口单位作风建设工作要点要求，加强各省份（自治区、直辖市）社保系统信息化建设，成立省级医保结算中心，是全国性医疗信息共享系统建设工作的核心。目前，各省份努力建设并完善省内结算平台，在省内通过全省联网的方式实现异地就医即时结算，为全面实现跨省就医实时结算奠定了深厚的基础。该省级及省内结算平台的设计理念须符合以下要求：

（1）该平台需要完整记录参保人的医疗保险动态。当参保人在异地看病时，系统应不受空间和时间的限制，能在第一时间作出回应，将信息准确传输到相关医保机构，实现对患者治疗费用结算的实时监控。

（2）由于各省份医保制度中的医保待遇各有不同，结算平台的建设过程中有许多衔接工作需要具体化。根据参保人参加的医疗保险险种的不同、各统筹区域享受的医保政策的不同，省级及省内结算平台有必要对医疗费用结算业务进行相应转换，特别是流动人员就医频繁地区，若数据量相当庞大，甚至需要在医保费用结算平台内置折算计算器，以便提高定点医疗机构费用结算效率。

（3）系统需实时更新参保人跨省治疗过程中的以下就医数据：

各统筹区域医保政策、缴费比例等信息。

定点医疗机构治疗费用的相关标准，如挂号费、诊疗费和住院费等。

定点医疗机构诊疗项目的报告信息，如 CT 影像报告、出院小结、住院病案首页等。若有足够发达的网络支持，可扩大系统涉及的范围，辅助参保地医保管理机构费用的稽核工作。

（4）鉴于我国医保体制采用属地化管理的模式，大量的异地患者至中心城市看病，计算机网络系统势必会承载巨大的信息存量压力。各省份应不断加强合作，尽快研制出几套切实可行的联网结算模式，在操作流程中明确信息交换模式、监管协作机制和信息补救措施，以便缓解就医地医保网络结算平台的压力。

（5）在医保费用结算平台的建设过程中，需要全面考虑其是否具有升级的空间和良好的兼容性，以免在低级统筹区域中可实施，而上升到全国层次时却无法推广。理想的省级结算平台应当是以国家级医保结算平台作为顶层设计，当全国范围实施联网时，各个统筹地区的数据库都能通过标准化的口径与国家级医保费用结算平台链接在一起，免去各个统筹地区之间资金往来带来的诸多风险。

（二）医院内部医保管理信息系统的主要功能模块

在传统的医院医保管理模式下，由医院负责控制整个流程，而患者自身对医疗情况并不了解，对于医疗费用也无法进行准确的调查，这导致个别医院的医保管理当中存在较为严重的违法违规操作现象。这种管理上的不足，可通过信息化手段加以改进，主要思路就是利用现代信息技术，对患者病例、缴费与报销状况等进行动态监控，约束医院的医疗行为。同时，还可同步监控患者的就医过程，包括诊断与用药等，由此明确患者医疗费用的真实去向。

医院内部的医保管理信息系统主要的功能模块包括以下部分：

1. 提升医保患者就医体验的功能模块

（1）以改善医疗服务行动计划为契机推进的医保线上线下服务。

提升医保患者就医体验的功能模块的设立，主要是以改善医疗服务行动计划为契机，构建全面线上线下医保打通的先诊疗后付费预约体系。线上应用和自助设备功能模块覆盖智能导诊、预约报到、挂号、智能提醒、门诊缴费、报告查看打印、医保实名认证、出院叫号、按金缴费等众多核心功能，并全面支持多种便捷支付渠道，推动医保参保人就医及支付观念的转变。以医保参保人门诊就诊身份验证和缴费为例，具体应用界面流程如下：

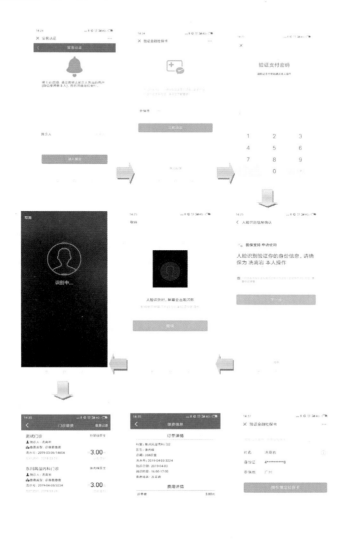

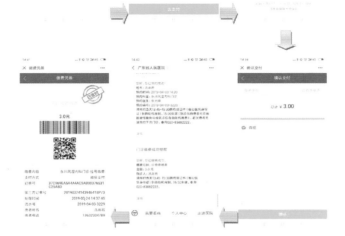

（2）衔接医保待遇身份认证的审批流程功能。

广州医保政策会针对不同的医保待遇身份给予参保人不同的医保待遇，但需经过一定审批流程的身份认证。为提高参保人体验和审批效率，信息系统可以从审批流程上予以助力。以门诊特定项目申请单为例：

广州市城镇职工（居民）基本医疗保险参保人员
门诊特定项目申请单

编号：2018-08-2700

姓名		性别	男	出生日期	1993-05-21
医保卡号				身份证号码	4
所属单位				申请人电话	18
申请医院	人民医院	申请科室	感染科、消化科	科室电话	
申请项目	门诊治疗	疾病名称	慢性乙型肝炎		

病情摘要及诊断	符合以下标准确诊：（在项目中打"√"或填相关资料）： ☑ 1、诊断乙型肝炎1年或HBsAg阳性月（超过6个月），现 ☑HBsAg阳性和（或）□HBV DNA仍为阳性者； ☑ 2、HBeAg阳性者，HBV DNA 2.61-E8（≥10⁴拷贝/ml）（相当于20000 IU/ml）；或者HBeAg阴性者，HBV DNA（≥10⁴拷贝/ml）（相当于2000 IU/ml）； ☑ 3、ALT 122（≥2 ULN）；或者ALT（<2 ULN），但肝组织学显示Knodell HAI（≥4），或炎症坏死（≥G2），或纤维化（≥S2）。 □ 4、患者于在医院住院，出院诊断为：慢性乙型肝炎 其他：

申请项目	在项目中打"√"：☑ 慢性乙型肝炎

诊疗方案及项目构成	请申请医师填写： 替诺福韦酯300mg，qd 申请医师签名：_____ 医保科（盖章） 主任（副主任）医师签名： 　　　　　　　　2018年8月1日	注： 　项目构成必须符合医疗保险有关规定，医院不得将规定范围以外的检查、治疗、用药等项目列入计算。

医保中心审批意见	广州：同意（2018-08-01 17:11:33）
有效期限	2018-08-01　　至
备注	

说明：进行门诊特定项目治疗时，请出示此申请表与医保卡

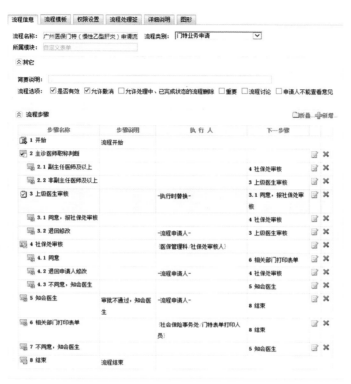

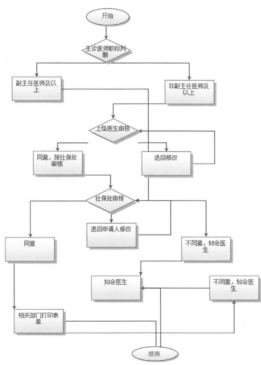

2. 强化医保诊疗管理和费用监控的功能模块

医院在医保管理的模式下，往往希望通过应用信息化技术的解决方案，规范诊疗行为，以达到医保费用管控的目标。医院会根据医保管理的规则，包括用药规范、就诊频次、费用额度管理等方面的规则，对门诊与住院的诊疗行为进行实时查询与监控。不仅医生工作站会给出适当的提醒，医院医保管理部门也会通过信息系统对门诊与住院诊疗行为进行实时监控，实现智能医保管理。

（1）医生工作站的医保智能审核界面（门诊、住院）。

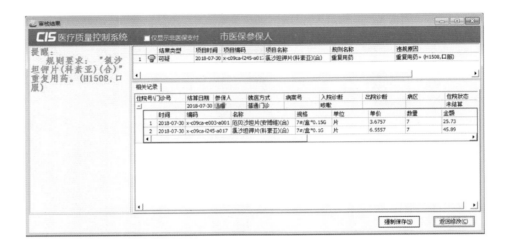

（2）医保管理部门的医保管理门户。

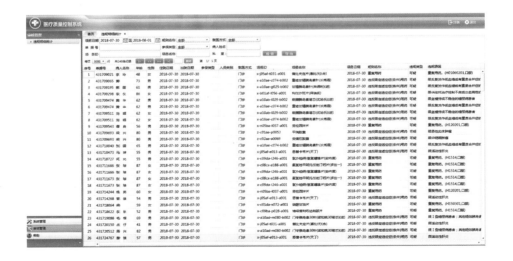

三、医保数据如何助力医院医保管理

（一）医保数据的内涵

医保数据是指医保业务过程中获得的数据，包括医疗机构、个人、门诊以及基金等类型数据。其特点首先是海量性，原因是我国医保覆盖人数众多，同时也与医疗工作自身特点有关，如病情观察不可间断、各种医疗检查结果纷繁复杂等；其次是异构性，即医保数据类型的多样性，包括数值型数据、字符型数据、日期型数据等；再次是易变性，医保数据有时会随政策变化进行补充、更改和变动；最后是共享性，医保数据会在不同部门不同业务内传输利用以实现共享。

（二）医保数据在医院医保管理中的应用

医保数据是医院医保管理的基石，没有数据分析，医院医保管理只能是一句空话。信息部门配合按病种分值付费的医保管理主要的工作之一就是根据医保管理要求采集、统计、分析医保数据，并形成各类符合医保管理需求的统计分析报表及模型。下图为广州医保患者按病种分值付费分析报表。

（本节撰写人：李丹、杨洋）

第七节　临床科室如何配合按病种分值付费工作

临床科室是按病种分值付费的具体执行部门，实行科室主任负责制，医保质控员、护长具体负责，所有医务人员都要接受培训学习，理解新的医改政策，配合医疗费用的控制，及时提出需求和反馈意见给管理部门进行改进。在保证医疗质量、医疗安全的前提下，应做到"四个合理"，严格控制医疗费用的不合理增长，原则上按照控费目标控制医疗费用。在日常工作中，临床科室需要重点关注按病种分值付费在住院医师工作站的提示功能。具体查询方法如下：

（1）入院收治病种分值（费用）查询：点击医师工作站医保病种，出现分值费用情况。费用显示标准费用的 50%（≤50% 显示为黄色）、标准费用的 80%（50% ~80% 显示为绿色）和标准费用的 100%（80% ~100% 显示为粉色，>100% 显示为红色）。

低于标准费用的 50% 时，按实际患者费用支付。

处于标准费用的 50% ~200% 区间，按标准费用支付。

大于标准费用的 200% 时，按计算（少一个定额标准）显示，如：患者费用 65000 元，标准费用 25000 元，则显示：当前 260% 按 40000 元支付。

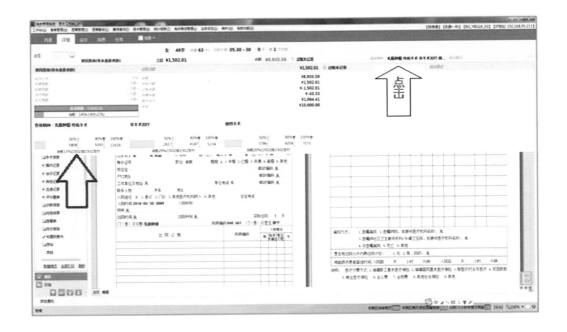

医保分值事中提醒逻辑包括以下部分：

①医保处确认逻辑。

诊断：在院时取入院第一诊断，手术后取手术后诊断，填写出院诊断后取出院第一诊断。

费用：匹配与诊断（即入院、手术后、出院诊断）对应的组合费用，原则与分值库同样。在进行手术及其他相关操作后，匹配与手术及其他相关操作的组合费用，原则与分值库同样。

②系统提供的接口逻辑。

当接口入参数 precise = 0 时，返回所有诊断与所有操作的全部组合匹配的分值，以分值由高至低排序后返回。

当接口入参数 precise = 1 时，返回第一个诊断与所有操作组合匹配的最高分值。

③HIS 提供的存储过程逻辑。

操作编码返回病案首页上的所有操作编码。

诊断返回分以下三种情况：

存在出院诊断，则只返回所有出院诊断，以序号排序。

不存在出院诊断，但存在术后诊断，则只返回所有术后诊断，以序号排序。

不存在出院诊断也不存在术后诊断，则返回所有入院诊断，以序号排序。

④HIS 的界面提示逻辑。

保存入院诊断、术后诊断、病理诊断、出院诊断或保存手术操作时，触发调用后台接口。

头部患者基本信息的病种提示，是显示医博接口 precise = 1 的医保病种，若接口返回空，则不显示。

"XXX 诊断的分值比 XX 诊断分值低"的提示逻辑，是调用医博接口 precise = 0，看返回的第一个病种的诊断与 HIS 的出院第一诊断是否相同，不相同才弹出提示。若不存在出院诊断，则不提示。

（2）诊断查询分值（费用）：点击诊断信息后，点击相关诊断，会提示诊断的相应治疗方式的费用。

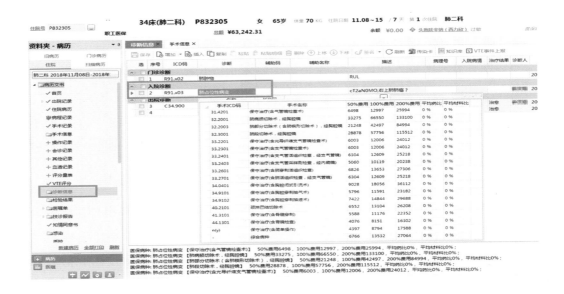

（3）增加诊断，会显示新诊断的费用标准。

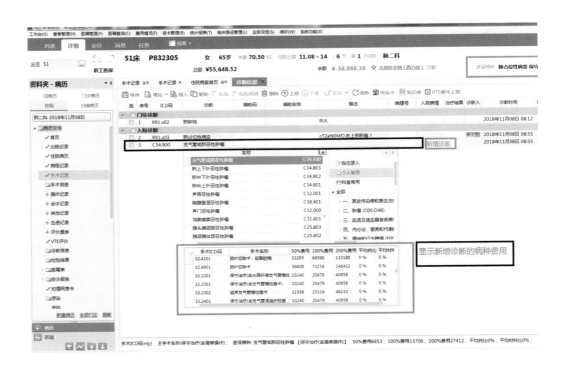

（4）出院出现其他诊断，系统提示：录入出院诊断时，已存在第一条出院诊断 A，并且 A 可以匹配医保分值库中的诊断 ICD 码前四位，此时再录入其他出院诊断匹配到医保分值库，并且有一条或多条人均费用最低值大于 A，则右下

角弹出消息提示。医师根据病情和医疗原则决定是否处理。

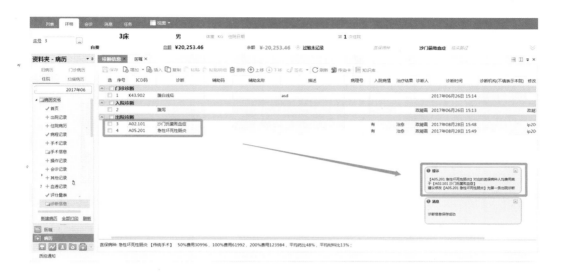

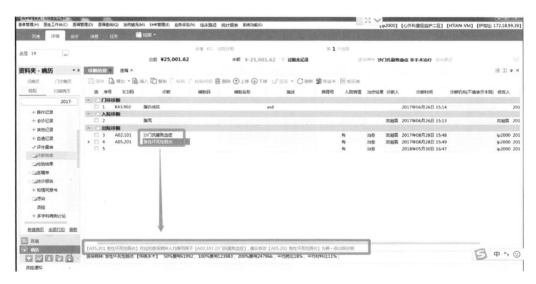

临床科室小结：

按病种分值政策很重要，对广州医保核心分值库要了解清楚。病案首页很重要，包括 ICD-10 及 ICD-9。

广州医保单例病人费用控制在 50% ~ 100%；病区总体控制目标为 80% ~ 100%。若超过 100%，病区要进一步分析评估病情需要。

关注入组核心库的入组率，关注 CMI 值，低于全院平均值的差距要弥补。

（本节撰写人：欧凡、蔡锦华）

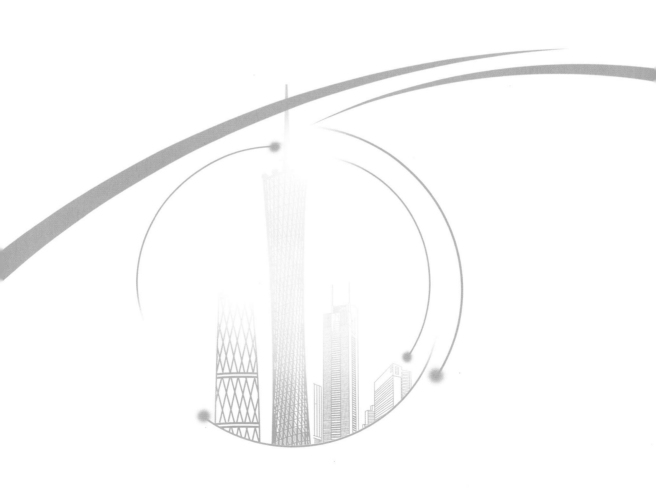

第五章

按病种分值付费医院应对案例

第一节　广东省人民医院案例

一、医院医保服务简介

（一）医院简介[①]

广东省人民医院创建于 1946 年，是广东省最大的综合性医院，是国内规模最大、综合实力最强的医院之一。医院建筑面积近 23 万平方米，在职职工 5251人，其中卫生技术人员 4402 人，高级职称人员 706 人。住院床位数 2852 张，年出院病人 11.06 万人次，年手术量达到 7.49 万台。医院有六个门诊部，2015 年门诊量约 418.3 万人次。

2008 年 5 月，广东省医学科学院成立，与广东省人民医院合署办公，属下现有广东省心血管病研究所、广东省老年医学研究所、广东省精神卫生中心、广东省肺癌研究所、广东省眼病防治研究所、广东省神经科学研究所等多个临床医疗、教学和科研机构。

2014 年 9 月 12 日，广东省医学科学院（广东省人民医院）与华南理工大学签约合作共建华南理工大学医学院、华南理工大学生命科学研究院和华南理工大学第一临床学院。2015 年 6 月、2016 年 4 月分别与珠海市人民政府、佛山南海区人民政府签约，共建广东省人民医院珠海医院（珠海市金湾中心医院）、广东省人民医院南海医院（佛山市南海区第二人民医院）。

各专科亚专科设置齐全、各具特色，在全省乃至全国具有重要地位。心血管内科、胸外科、心脏大血管外科、临床护理专业、中医（老年医学）、肾病科、急诊医学科、重症医学科、肿瘤科、老年病科、病理科、神经内科是国家临床重点专科，中医科（老年病科）是国家中医药管理局重点专科，血液内科、骨科、神经外科、新生儿科、重症医学科、心内科、心外科、肺部肿瘤专科、消化内科、风湿免疫科、精神科、心血管儿科、呼吸内科、内分泌科、普通外科、泌尿外科、康复科、妇科、儿科、口腔科、烧伤科、皮肤科、医学影像科、感染科、眼科、耳鼻喉科、麻醉科是广东省临床医学重点专科/学科。

---

① 资料来源：广东省人民医院官网"医院概况"栏目。

多年来，医院始终以优异的成绩通过医保年度综合考评、AAA 信用评级。在医保管理组织、培训、服务方面不断持续改进并取得医保局的好评，主要包括：院领导非常重视医保管理；三级沟通顺畅；归档资料质量高；组织体系建设完整；患者自费知情同意齐全；内部培训充分；运用信息化及统计学持续改进培训方法，使医保管理深入临床。

2017 年，由于长期建立的医疗医保管理水平的良好信誉，医院获得了由广州市社会保险监督委员会办公室颁发的广州市首批"社会保险诚信公约签约单位"称号。详见《广州日报》11 月 13 日 A5 版。

2017 年 4 月 18 日，第一例跨省异地就医结算成功。至 2018 年上半年共结算约 748 笔业务，病人来自全国 29 个省、自治区、直辖市。收治的病种主要是恶性肿瘤、心血管疾病、呼吸系统疾病、妇科疾病、骨科疾病、消化系统疾病、泌尿系统疾病等。目前，除港澳台与西藏外，全国各省、自治区和直辖市都已全部联网上线了。

（二）住院业务类型

2016、2017 年各地医保、公费医疗住院患者业务量占比情况表

项目		广州医保	公费医疗	省外医保	省内异地
出院人次	2017 年	24621	8846	665	49381
	2016 年	24284	8814		39310
	增长额	337	32	665	10071
	增长率（%）	1.39	0.36		25.62
住院收入（万元）	2017 年	69404	40468	2302	160873
	2016 年	65549	40406		119401
	增长额	3855	62	2302	41472
	增长率（%）	5.88	0.15		34.73

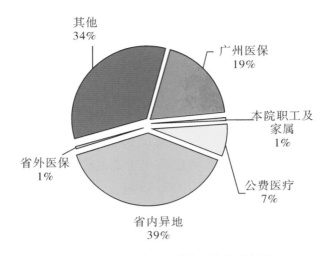

图5-1 某年全院住院类型人次对比图

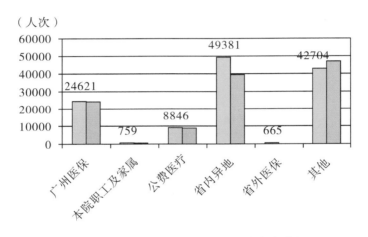

图5-2 某年与上年医保公费医疗住院人次对比图

住院业务中，医保种类繁多，住院结算方式比较复杂。涵盖了总额控制、次均费用定额结算、次均费用限额结算、日间手术、按病种付费、按服务项目结算等。

根据广州市人社局、卫计局、财政局下发的《关于开展广州市社会医疗保险住院医疗费用按病种分值付费工作的通知》（穗人社发〔2017〕70号），广州市于2018年1月1日起实行住院按病种分值付费结算，原有"协议总额、次均费用定额"双控政策取消。具体而言，原有普通住院、恶性肿瘤、心血管、PCI、116个病种次均费用等结算方式取消，全面实行按病种分值付费。

2018年11月8日，广州市医保局发文，公布正式分值库。

二、按病种分值付费对医院影响的 SWOT 分析

（一）按病种分值付费作为医保支付方式的优势

按病种分值付费作为合理控制医疗费用的付费方式，不仅对控制医疗费用上涨具有重要作用，还有利于调整患者和保方以及医方的三方关系。按病种分值付费方式的实行能够在一定程度上减缓医疗费用的增长速度，使医疗费用得到控制。

从 2006 年开始，上海市申康医院发展中心开始推进其所管辖的三级医院开展日间手术，并取得了阶段性的效果[①]：日间手术的效果体现在平均住院天数及住院次均费用均有所下降、病人负担减轻等，为上海市完善医保支付方式打下坚实的基础。同样，上海市医疗保险协会、上海市人力资源与社会保障局对日间手术的发展密切关注，尤其关注医保支付方式，这说明他们对日间手术的重视，将成为把日间手术医保支付方式改革为 DRGs 的优势。

（二）医保支付方式采用按病种分值付费的劣势

按病种分值付费的核心是将具有相同特征的病例归为一类，其分类基础是患者的主要诊断 + 主要操作，没有考虑年龄、手术单双侧、并发症及并存病、多系统诊疗转科等情况。

手术治疗中，手术操作及多个手术操作又成为分组的重要因素。而这些操作都是基于历史的、已运行多年的操作，不利于新技术、新项目的鼓励开展。

（三）按病种分值付费作为医保支付方式的机遇

目前，管理者已经意识到按服务项目付费方式的弊端。按病种分值付费对患者在检查和诊断治疗的各个环节都有着相对应的、明确的指导规定，这有效地避免了过度的医疗行为，从而减少了患者的医疗开销。按病种分值付费不仅有利于控制医疗总费用，还使医院的收入策略发生了变化。这能够缩短患者的住院时间，也有利于提高病床周转率。

---

① 张薇薇，李国红，张超，等. DRGs 作为上海市日间手术医疗保险支付方式的 SWOT 分析［J］. 中国卫生经济，2015，34（7）.

（四）医保支付方式采用按病种分值付费的挑战

采用按病种分值付费方式要求完善的数据测算体系，数据测算的内容来自于各疾病直接和间接的费用，这是一项庞大的工程，要求有完善的信息系统以及更多的人力资源，这会使得管理和人力成本增加。

对疾病进行分组时，需依赖规范、详细的病案首页的填写，这对病案首页的规范化管理产生巨大的挑战。

三、按病种分值付费下的综合管控措施

（一）总体

医保部门需提前研究按病种分值付费的政策，读透政策并提出医院的应对策略。成立医院层面按病种分值付费小组，统筹全院，开展管理、科研工作。

1. 提前进行数据测算，指引科室

事前应对统计、测算是关键。在医保局未公布分值库及分值情况时，按照本院前三年的历史数据，测算所有病种及不同治疗方式的次均费用作为控制目标，包括全院和各科室。

为避免到年底无法调整，制定全院、各科室控费目标，指引科室合理控制医疗费用。发给二级科室的目标考虑转科因素。

2. 编制宣传手册，开展全院及各科室培训

（1）全院召开会议，专题解读新政策。

（2）对全院二级科室 40 个、惠福院区科室 8 个进行两轮培训。

（3）编制宣传手册，发给每个二级科室。

3. 积极参与政府政策制定

积极参与人社局、医保局的会议，提出合理化建议；按医保局要求及时上报相关数据。

借助组建广州市病种分值库评价专家组的契机，及时了解医保局内部动态。根据医保局发布的分值库及基准病种费用情况，测算每分费用，然后按照分值库测算每个病种的次均费用。

（二）工作开展情况

项目	2017 年 7 月—2018 年 12 月								
	准备阶段	数据分析阶段	临床指引阶段	参与制定政策阶段	数据持续分析阶段	政策出台阶段	政策落地阶段	数据持续分析阶段	评价阶段
	2017 年 7—12 月	2018 年 1—3 月	2018 年 4—6 月	2018 年 7—9 月	2018 年 9 月	2018 年 10 月	2018 年 10 月	2018 年 11—12 月	2018 年 12 月
2015—2017 年数据收集、初步分析	*								
成立核心研究团队、病种分值小组	*								
开发、调试、完善病种分值系统		*							
分析 2015—2017 年病种数据		*							
全院共性培训		*							
科室个性化培训		*	*						
数据分析			*						
嵌套入医院 HIS 系统			*	*					

（续上表）

项目	2017 年 7 月—2018 年 12 月								
	准备阶段	数据分析阶段	临床指引阶段	参与制定政策阶段	数据持续分析阶段	政策出台阶段	政策落地阶段	数据持续分析阶段	评价阶段
	2017 年 7—12 月	2018 年 1—3 月	2018 年 4—6 月	2018 年 7—9 月	2018 年 9 月	2018 年 10 月	2018 年 10 月	2018 年 11—12 月	2018 年 12 月
参与医保局研讨会				*					
及时修正院内病种库					*				
初步草拟院内综合考评方案					*				
结合正式病种库，嵌套入医院 HIS 系统					*				
结合新病种库对院内进行综合考评						*			
向临床科室公开评价方案								*	
在医疗原则的基础上，指引临床适应按病种分值政策								*	
综合评价方案正式结合 2018 年度医保奖励									*

（续上表）

项目	2017 年 7 月—2018 年 12 月								
	准备阶段	数据分析阶段	临床指引阶段	参与制定政策阶段	数据持续分析阶段	政策出台阶段	政策落地阶段	数据持续分析阶段	评价阶段
	2017 年 7—12 月	2018 年 1—3 月	2018 年 4—6 月	2018 年 7—9 月	2018 年 9 月	2018 年 10 月	2018 年 10 月	2018 年 11—12 月	2018 年 12 月
综合控制医疗费用不合理增长	＊	＊	＊	＊	＊	＊	＊	＊	＊
及时整理，撰写论文、专著	＊	＊	＊	＊	＊	＊	＊	＊	＊

政策执行初期，暂停原政策奖励的方法，重新梳理现有绩效管理方法，按照医保局实际扣罚、医保责任医师及结算政策，制订综合考评方案。全流程研究按病种分值付费的政策，按政策及时进行数据测算，不断调整医院的应对策略。

1. 智能化嵌入 HIS 系统，为临床科室提供参考

第二季度，在 HIS 住院提供嵌入各病种分值，使得临床在下诊断时能够有所参考。同时，倾听临床及非临床科室意见，对病种分值执行过程中可能出现的问题，提前准备。例如，进行病种麻醉费用的分析测算。

2. 院内药品、材料综合管控

（1）加强药品专项整治。2017 年 7 月，院纪委牵头成立了药品专项治理工作小组，亲自把脉并推动药品专项治理工作，以药品大数据监控分析为基础，严格监督控制性药品的使用。

此外，该院持续推进医院抗菌药物专项整治活动，实施多部门联席小组 MDT 团队管理，每月组织一次会议，及时解决全院抗菌药物管理问题。从制定各专科围术期预防用药细则开始，以一类切口预防用药作为重要抓手，常规开展以下工作：1000 张抗菌药物处方专项点评、每月一类切口点评 60 份病例、每月碳青霉烯及替加环素点评各 20 份病例、每季抗菌药物联用点评、每季门诊抗菌药物处方点评等。

医务处将点评问题反馈科室并敦促整改，以促进抗菌药物合理使用。经过管控，各项抗菌药指标均达到卫生部的要求，维持在较好的水平并实现持续改进。

（2）加强处方点评管理，切实规范用药，严格控制药品比例。医务处组织临床药学科针对部分药占比超高的科室进行专项用药点评和类别分析，开展专科个性化临床合理用药指导。同时，严格落实该院《处方点评管理办法》，常规定期组织专家小组开展处方点评工作，分别对老专家处方、门诊输液处方、门诊辅助用药处方按照专项处方进行分类管理，全院不合格处方率控制平稳。对于每月点评发现的不合格处方，要求科室进行原因分析并提出整改措施。全院处方质量明显提高，合理用药得到有效促进，有效控制了全院药占比。医改后的门诊住院药占比有较明显的下降趋势。

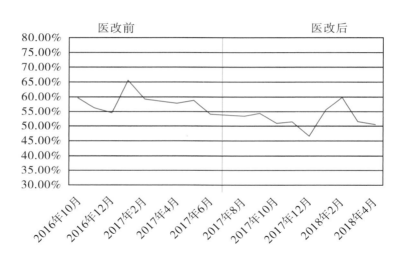

图 5 - 3　全院门诊药占比趋势图

（3）为了严控药占比，该院制定监控药品目录，并每年更新。如果纳入监控药品目录的品种月使用金额排名进入医院药品使用金额前五十位，即为当月"严控药品"。

①进入医院药品使用金额前十位的严控药品，公示当月的月出库量减量50%供应。其中，使用该药品排名前十的病区，公示当月的月出库量减量50%供应。

②进入医院药品使用金额前十一至三十位的严控药品，公示当月的月出库量减量30%供应。其中，使用该药品排名前十的病区，公示当月的月出库量减量30%供应。

③进入医院药品使用金额前三十一至五十位的严控药品，公示当月的月出库量减量10%供应。其中，使用该药品排名前十的病区，公示当月的月出库量减量10%供应。严控药品月出库量限量后不再回调，第一次限量以该药品2017年1—8月的月出库量平均数为基数，之后以该药品上一个月的月出库量为基数。

④整理出控制性药品"用药指征"嵌入信息系统，作为临床用药开方指引，促进临床合理用药。

⑤纪检监察处充分运用监督执纪"四种形态"，对上一个月严控药品上榜频次超过（含）3次的医生进行函询；对每个排名前十的严控药品使用量排名第一的医生发OA提醒函，做到抓早抓小，防微杜渐。

（4）用数据支持用药结构分析，通过对科室用药结构进行分析，找出不合理之处，利于药占比管控。2017年下半年，由临床药师对药占比高的十个科室做用药分析，帮助科室进行合理用药管理。同时利用医院阳光用药信息系统提取2018年3月门诊科室的基本用药数据，包括门诊科室用药排名、各重点科室用药明细，对以上数据进行统计分析。

（5）加强行风与效能建设。院纪委多次组织人员对医院各大门诊的行风与效能建设情况予以明察暗访，对被发现与医药代表有接触的医师发出书面提醒函。2017年10月，医院在各出入口和重点楼宇一楼大门口安装人脸识别应用系统。该系统能及时提醒安保人员对违规进入医院的人员采取相关措施。

通过以上措施，该院基本完成取消药品加成后降低药占比的目标。

四、医院内部系统搭建及初步数据

（一）医嘱系统智能提示

1. 根据入院诊断提示

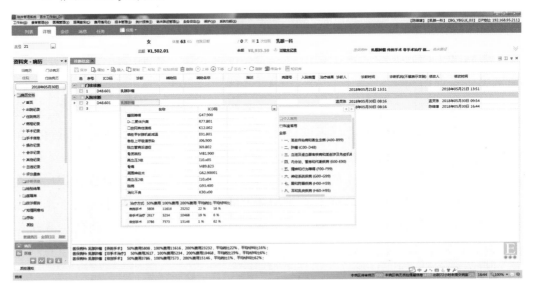

2. 根据入院第二诊断提示

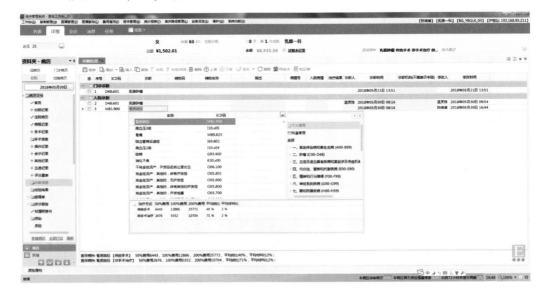

3. 根据出院诊断提示

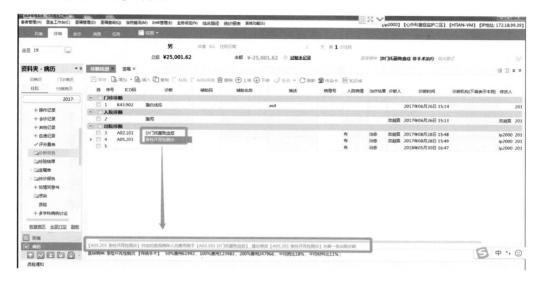

4. 根据出院诊断综合智能提醒

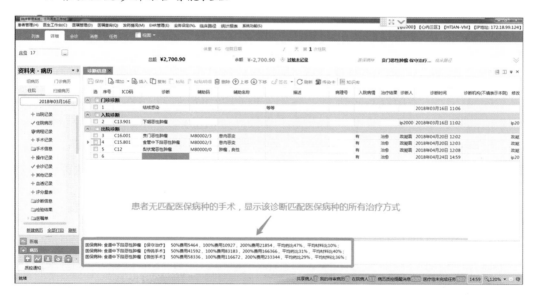

（二）数据分析系统

建立综合数据分析系统，包括如下部分：

1. 多层次权限管理模块

门户有统一用户权限分配管理功能，权限可限制至功能模块、报表模块、科室，且每个临床科室只能看到本科室的数据。此模块用于维护系统的基础数据，提供或支持各类指标的计算。

数据维护的内容包括：①病种分值信息维护；②病种定额维护。

2. 事后分析模块

（1）病种分值结算分析模块。

按照病种、诊治方式、科室、医生、时间的维度统计病人医疗总费用、统筹金额、自费金额、出院诊断、主治医生药品金额、药品占比、材料金额、材料占比等指标。

维度：病种类型、诊治方式、手术操作码、时间、科室、医生（主管医生、主刀医生）、病人、人员类别（含职工、居民、异地医保、公费医疗、自费）字段、费别。

量值：总费用、自费费用、乙类个人先自付费用、起付标准费用、共付段（个人支付＋统筹基金支付）费用、药品费（辅助用药分开统计）、材料费、病人自费率、病种分值、超分值比例、麻醉费用、麻醉时间。

补充：报表设置的筛选维度、行维度、列维度、指标都可以从维度及量值中选取。选取的数据可以参照科室统计收治的各个病种明细，也可以按病种名称选取详细数据。

（2）病种分值多诊断最优分析。

按照病种、诊治方式、科室、医生、时间的维度统计病人所有诊断进行病种分值测算，且判断主诊断—主操作不为最高分值的病人，做成独立分析报表。

维度：患者信息、患者诊断、病种类型、诊治方式、手术操作码、时间、科室、医生（主管医生、主刀医生）、人员类别（含职工、居民、异地医保、公费医疗、自费）字段、费别、最高分值标志。

量值：总费用、自费费用、起付标准费用、共付段（个人支付＋统筹基金支付）费用、病种分值、超分值比例、患者诊断数。

补充：报表设置的筛选维度、行维度、列维度、指标都可以从维度及量值中选取。

（3）病种分值多诊断偏差分析。

按照病种、诊治方式、科室、医生、时间的维度统计费用偏差病人做成独立报表，分为费用小于50%、费用大于200%、费用介于100%～200%的三类病例。

维度：病种类型、科室、医生（主管医生、主刀医生）、诊治方式、手术操作码、时间、人员类别（含职工、居民、异地医保、公费医疗、自费）字段、费别、费用偏差标志。

量值：总费用、自费费用、乙类个人先自付费用、起付标准费用、共付段（个人支付＋统筹基金支付）费用、药品费、材料费、病人自费率、病种分值、超分值比例、患者诊断数、麻醉费用、麻醉时间。

补充：报表设置的筛选维度、行维度、列维度、指标都可以从维度及量值中选取。

（4）麻醉费用分析模块。

监控病种分值患者的麻醉费用情况，统计麻醉所用时间、麻醉方式、麻醉部位、麻醉费用（单列麻醉项目、麻醉药品、麻醉卫生材料）。

维度：病种类型、科室、医生（主管医生、麻醉医生）、诊治方式、时间、病人、麻醉所用时间段、麻醉方式、麻醉部位。

量值：总费用、自费费用、乙类个人先自付费用、起付标准费用、共付段（个人支付＋统筹基金支付）费用、麻醉费用、麻醉时间。

补充：报表设置的筛选维度、行维度、列维度、指标都可以从维度及量值中选取。

（5）转科分析模块。

维度：病种类型、科室、医生（主管医生、主刀医生）、诊治方式、手术操作码、时间、人员类别（居民、职工）、病人（姓名、身份证号码）、费别（药品、材料、手术等）。

量值：医保人数、住院天数、总费用、自费费用、乙类个人先自付费用、起付标准费用、共付段（个人支付＋统筹基金支付）费用、病人自费率、平均医疗费用、各种费用、病种分值、超分值比例、患者诊断数。

补充：报表设置的筛选维度、行维度、列维度、指标都可以从维度及量值中选取。所需报表：①转科病人费用明细表；②转科汇总表（分转科前、后的费用情况）；③科室费别占比分析。

3. 绩效评价指标

三级指标	权重	指标说明	考评细则
医保目录外药品占比	1.5	医保目录外药品占比＝医保目录外药品费用÷药品收入×100%（对非医保定点医院，不做此要求）	医保目录外药品占比较上年下降或保持平稳（不超过1百分点）得1.5分；每上升1百分点扣0.15分，扣完为止（医保目录外药品费用是指在本院直接办理医保结算的病人所发生的费用）

（续上表）

三级指标	权重	指标说明	考评细则
医保目录外卫生材料占比	1.5	医保目录外卫生材料占比＝医保目录外卫生材料费用÷卫生材料收入×100%（对非医保定点医院，不做此要求）	医保目录外卫生材料占比较上年下降或保持平稳（不超过1百分点）得1.5分；每上升1百分点扣0.15分，扣完为止（医保目录外卫生材料费用是指在本院直接办理医保结算的病人所发生的费用）

4. 广州医保检查指标

费用控制	参保人年次均门诊费用增长率	参保人年次均门诊（指普通门诊）费用增长率不超过15%，每超过1百分点扣5分（因医疗收费标准调整除外，相关数据取自评定期前两个协议年度的医疗费用年终清算结果）
	参保人年次均住院费用增长率	参保人年次均住院费用增长率不超过15%，每超过1百分点扣10分（因医疗收费标准调整除外，相关数据取自评定期前两个协议年度的医疗费用年终清算结果）
	参保人住院医疗费用年度人次平均自费率	参保人门诊（指普通门诊）医疗费用、普通疾病住院医疗费用及单病种住院医疗费用的年度人次平均自费率比例，不超过以下标准：一级医疗机构5%，二级医疗机构10%，三级医疗机构15%，肿瘤专科医疗机构或肿瘤单病种20%；每超过1百分点扣10分（相关数据取自评定期前两个协议年度的医疗费用年终清算结果）

（三）按广州医保病种库征求意见稿初步测算结果

按2018年7月份广州医保病种库征求意见稿测算，情况如下：

（1）广州医保入组率76.9%。

（2）2018上半年比2016—2017年平均费用增加了2.63%。

（3）未考虑医院权重系数，全院合计超额3.36%，预计1266万元。

（4）各区间病历占比详见下表。

单个病历费用区间	结算标准	人次	占比（%）
分值<0.5倍	按实际分值计算	1175	15.6
0.5倍≤分值<1倍	按1个标准分值计算 最大结余0.5个分值	2255	30.0
1倍≤分值<2倍	按1个标准分值计算 最大亏损1个分值	1893	25.2
分值≥2倍	2倍以上按实际分值 2倍以下亏损1个分值	449	6.0
未入组（综合病种）	结算政策未定	1736	23.1

（四）按广州医保病种库征求意见稿第二次测算结果

1. 入组情况

病例总数18710例，核心病种库入组率86.3%、综合病种占比11.1%。

未入组占比2.5%，共472例，医疗费630万元。未入组多为新生儿追溯，因为产科新生儿无独立病历，无法入组。此外，还有因目录更新而分段结算的病历及90天周转期的病历。

2. 超额情况

住院总费用40000万元，记账率70%。在未计算权重系数的情况下，超额4000万元，超额10%。其中核心病种超3000万元，综合病种超1000万元。

3. 核心病种库费用偏差情况

费用偏差	例数占比（%）	结余（元）	结余率（%）
总费用÷定额<0.5	11.8	0	0
0.5≤总费用÷定额<0.8	22.7	3000万	30
0.8≤总费用÷定额<1	18.9	1000万	10
1≤总费用÷定额≤2	34.1	−4000万	−30
总费用÷定额>2	12.4	−3000万	−100

从上表可看出，进入核心病种库的低于分值50%的病例数量占11.8%。

（五）对临床医师进行培训

对于临床医师而言，最关注的是病历如何分组及本科室的病种执行情况，而文件由文字转化为流程图，更便于临床理解。如图 5-4 所示：

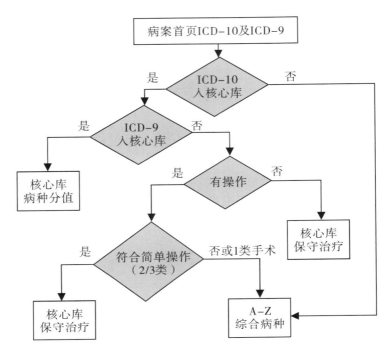

图 5-4　广州医保按病种分值入组流程图（2018 年 11 月版本）

（1）对于科室病种完成情况不能只关注超额结余，还需要关注难度系数 CMI、药占比、材料比和入组率。

科室	例数	住院总费用（元）	结余（元）	结余率（%）	CMI	药占比（%）	材料比（%）	入组率（%）
全院均值	20000	400000000	-40000000	-10.00	1.90	20.0	35.0	80
A 病区	339	8831049	-2114972	-39.25	1.48	54.1	4.6	70
B 病区	335	5562339	-900483	-19.45	1.04	59.9	6.6	55
C 病区	199	3775113	-485989	-15.88	1.23	58.5	6.3	68

将全院平均水平和病区水平列表对比，对科室是一种鞭策。以上表为例，可作出以下分析：

①A、B、C这三个病区超额比较严重，均超过全院平均水平，其中，A病区超额最严重。

②这三个病区的CMI值均低于全院平均水平。其中，B病区超额排名第二，但CMI值最低。考虑入组情况，是因为核心库入组率低造成难度系数下降还是因为病区管理不善，需要提醒B病区分析。

③这三个病区的药占比均超过全院平均值的两倍，必须提醒科室加强内部管控。

（2）临床也要关注费用偏差病例分布情况。

科室	费用偏差	例数	例数占比（%）
E病区	总费用÷定额<0.5	77	75.5
	0.5≤总费用÷定额<0.8	6	5.9
	0.8≤总费用÷定额<1	6	5.9
	1≤总费用÷定额≤2	8	7.8
	总费用÷定额>2	5	4.9
F病区	总费用÷定额<0.5	92	35.2
	0.5≤总费用÷定额<0.8	47	18.0
	0.8≤总费用÷定额<1	22	8.4
	1≤总费用÷定额≤2	57	21.8
	总费用÷定额>2	43	16.5

从上表可见E病区有75.5%的病例处在"总费用÷定额<0.5"区间，追溯其数据，可发现其虽然超额不多，但是CMI值不高，这与E病区过多病例处于50%以下区间有很大关系。

要对全院各科室进行个性化培训，最终通过病种分值的政策，推进二级科室加强内部管控。

（本节撰写人：欧凡、蔡锦华）

第二节　中山市人民医院案例

一、中山市按病种分值付费制度实施办法

（一）确定病种分值

中山市属于在国内较早开展，在广东省则第一个开始试点医保结算按病种分值付费的地级市。2010 年 7 月 1 日，《中山市社会医疗保险医疗费用结算办法》（中人社发〔2010〕105 号）发布，正式实行住院医保按病种分值付费制度。文件中第八条明确规定，中山市社会保险经办机构与本市定点医疗机构结算医疗费用，遵循"总量控制，按病种分值付费，按月预付，年终清算"的原则。

从中山市按病种分值付费办法实践来看，按病种分值付费的核心在于病种分值的确定。中山市社会医疗保险的住院部分实行按病种分值结算，病种分值根据全市各定点医疗机构前两年出院病历资料确定，参照出院临床主要诊断病种发生频率、医疗费用情况，按国际疾病分类 ICD－10 编码小数点后一位（亚目）筛选出常见病、多发病病种，结合治疗方法分别计算出各病种的平均医保费用，具体计算公式为：病种分值＝病种的平均医保费用÷固定参数。

截至 2018 年，中山市纳入医保结算病种共计 2407 个，按诊治方式区别的病种类别共计 4651 个（其他未纳入的病种按"特别病种"结算）。《广东省深化公立医院综合改革行动方案》（粤府〔2018〕52 号）文中提出，"将日间手术和符合条件的门诊术前检查纳入按病种分值付费范围"。中山市于 2016 年发布《关于开展将部分病种日间手术医疗费用纳入医保支付范围试点工作的通知》（中人社发〔2016〕370 号），目前共有 10 个日间手术病种被纳入按病种分值付费范围结算。

在中山市社保局制定的《中山市社会医疗保险住院病种分值库》中，分别列明了不同病种类别的分值、对应的标准费用以及标准费用 40% 和 250% 的费用。对于某些病例由于病情严重程度不同，较大程度偏离其病种类别标准费用的情况，根据它的实际住院费用与标准费用的比例关系确定其实际得到的分值。简单来说，实际医保费用处于标准费用的 40%～250% 时，给予该病种一个固定分值，范围以外的两头费用按实际费用占标准费用的比例换算分值（即按项目收费）。

（二）"按月预付，年终清算"结算原则

每年度社保基金可分配资金的总额，受当年全市医保缴费基数影响。缴费基数决定社会医疗保险费的总收入，总收入减去按规定提取的省社会医疗保险风险调剂金与市社会保险风险储备金、划拨的大病医疗保险资金与个人医疗账户资金、零星报销待遇支付部分（含异地和市内就医零星报销统筹基金支付部分及生育医疗费用报销待遇支付部分），剩下的即为当年度社保基金的可分配资金总额。此外，具体在分配结算时，考虑不同等级医院成本、费用的客观差异，按医院等级设置不同系数，由此体现不同的分配权重。

结算时的"按月预付"是指根据上年度全市平均月实际统筹费用及当月实际统筹费用，进行初步预算后，于报送结算资料截止日起 30 天内，拨付预付费用到各定点医疗机构。计算公式为：预付住院医疗费用 = ［（当月用于支付住院医疗费用的可分配资金预算总额 + 当月全市参保人住院个人支付的医保费用总额）÷全市当月病种实际总分值］×该定点医疗机构当月病种总分值×该定点医疗机构等级系数 - 该定点医疗机构当月参保人住院个人支付的医保费用总额。

年终清算的具体公式为：年度清算的住院医疗费用 = ［（全市年度住院医疗费用可分配资金总额 + 全市参保人住院个人支付的医保费用总额）÷全市年度病种实际总分值］×该定点医疗机构年度病种总分值×该定点医疗机构等级系数 - 预付费用总金额 - 该定点医疗机构参保人住院个人支付的医保费用总额。

定点医疗机构的实际医保收入包括一年以内获得的分值换算成为的医保资金。另外，社保局将根据年度考核结果对各定点医疗机构按实际发生统筹费用 5% 的住院质量保证金进行扣罚，尤其是对挂床住院、轻症住院、分解住院等违规行为执行 5 倍扣罚，作为迫使医保基金的服务提供方规范医疗服务行为的一种重要经济手段。

（三）打造医保基金运行良性生态：实现从服务购买方到服务提供方的共治、共享

以按病种分值付费为基础的中山市医保基金的良好运行、管理，离不开从服务购买方到服务提供方多方协作的努力。

作为基金管理者的服务购买方实行"严监管"。对医保基金使用情况实时动态监测，查处不合规的医保支付行为，严处分解住院、轻症住院现象，保障医保基金的正常运行，减少治疗不充分或者推诿重症病人等损害参保人利益的现象。

作为医疗服务提供方的医疗机构不断强化制度规范以及增强自身意识，规范自身行为，促进行业内良性竞争，努力锻就更好的技术和提供更优质的服务，通过精细化管理实现更低的运行成本，并不断提高医疗机构自身的核心竞争力。

二、按病种分值付费制度下中山市人民医院的管理实践

作为医疗服务的提供方，中山市人民医院通过改进医院内部管理提高医保资源的使用效率。下文以病案管理为例，介绍中山市人民医院如何通过加强医院精细化管理来适应医保支付方式的改革。

（一）调整医院内部管理架构，提高医保管理效能

成立医教部，将医务科、科教科、医保部、病案室纳入医教部统一管理，提高医保管理和病案管理的质量和效率。成立运营管理部，改进医院绩效管理，将病历质量纳入绩效评价，实行专项扣罚，直接与科室的效益工资和临床科主任的绩效考核挂钩。

（二）加强医疗数据精细化管理，保证病历数据质量安全

由医务科、科教科、医保部、病案室组成的医教部团队定期对医院临床科室展开医教巡查活动，主要针对环节病历缺陷、用药合理性、临床路径、终末病历缺陷、医保运行情况等进行检查和反馈，帮助临床科室找到工作中的不足以及容易忽略的地方，落实整改，以促进医院医疗数据精细化管理。病案室根据国家卫计委《电子病历应用管理规范（试行）》、《国家卫生计生委办公厅关于印发住院病案首页数据填写质量规范（暂行）和住院病案首页数据质量管理与控制指标（2016版）的通知》（国卫办医发〔2016〕24号），省卫计委《关于填报住院病案首页数据的通知》（粤卫办函〔2015〕82号）、《首页数据质量评估指标体系（西医）》等有关文件的要求，制定了《中山市人民医院住院病案首页质量评分标准》，从而加强病案质控管理。

（三）重视医务人员培训

1. 编码员培训

按病种分值付费，关键在于"病种"二字。病种并非医生依据患者病情及诊疗过程所下的临床诊断，而是临床诊断对应的国际疾病分类ICD-10编码，只有提供准确的ICD-10编码，医疗机构才能收到与诊治相对应的医保费用，

因此，按病种分值付费对编码员的工作提出了新要求。

传统的疾病分类方法是由临床医师在病人出院后填写疾病诊断，再由编码员根据 ICD - 10 编码原则及个人理解逐一进行编码。由于受地域、文化差异、书写习惯等因素的影响，临床医师对疾病诊断名称书写通常较随意，常见问题有以症状体征代替诊断名称、以检查结果代替诊断名称、中英文混淆书写、诊断名称口语化等。不规范的诊断名称，经常使编码员不能给出准确的 ICD 码。另外，编码工作是在出院病历回收到病案室后才进行的，管理流程的滞后，使管理人员不能及时、准确地掌握医保数据，不利于对数据进行分析、管理。因此，应加强编码员的培训，要求病案室编码员严把编码质量关。除了要掌握《住院病案首页数据填写质量规范》，按照规范要求进行编码审核外，编码员还应关注与社保有关的规范要求和行为准则，例如《中山市社会保险定点医院医疗服务考核表》列明的轻症入院、升级诊断等，都是工作中绝对不能触碰的底线。如果在工作中遇到疑似问题出现，应主动地跟临床医师进行沟通，向相关职能部门汇报，防患于未然。

2. 临床一线医务人员培训

为了规范院内社会保险医疗服务行为，强化一线医务人员的法律意识，增强法制观念，做到依法行医，防止医务人员违反《中山市社会保险定点医疗机构医疗服务协议》，帮助全院的医务人员更好地应用字典库，掌握住院病案首页主要诊断和手术操作的填写规范，合理获得医保分值，病案室每年组织全院医务人员参加 1 ~ 2 场关于病案管理规范和首页数据填写质量的培训，同时协助医保部组织全院参加关于社保相关政策及法律法规的学习。病案室编码员作为每个社保年度检查团专家组成员，根据各临床科室的专科特点，定期下病房，帮临床医师答疑解惑，解决医师在填写病案首页、书写病历时遇到的问题，听取意见。

（四）整合字典库，嵌入电子病历系统

2010 年 7 月起，病案室在信息部门的帮助下，利用院内信息化优势，依托电子病历平台，首次尝试以临床思维为导向，建立基于 ICD - 10 的临床标准化诊断字典库，开发智能自动编码系统，同时与中山市医保病种分值库建立对应关系，综合查询功能。经过 3 个月的整合，字典库成功装载到电子病历系统的医生工作站中，并提供了多元化智能录入。临床医师不能随意录入疾病诊断，必须通过"诊断名中文检索""拼音首字母检索""ICD - 10 代码检索"等方式选择录入诊断名称，系统自动生成诊断名称和 ICD - 10 编码，同时自动提示该疾

病相对应的医保分值，方便临床医师规范合理地制订诊疗计划。

自动编码系统通过诊断录入功能，实时展现诊断名称，临床医师可以就字典库中不符合规范或缺失的诊断名称与编码员进行沟通。编码员通过维护功能，实时对字典库进行增补、删减或修改，逐步形成临床医师和编码员的长效沟通机制，进一步规范临床诊断名称，杜绝了临床医师手工录入诊断造成的诊断不规范，降低病案首页诊断的返修率，由此优化了编码员的工作流程。编码员的工作逐步从编码过渡到审核编码，大大提高了工作效率和编码质量。和医保病种分值库的衔接进一步规范了临床医师的诊疗行为，也为后继开展病种临床路径、数据挖掘等工作打下坚实的数据基础。

有了临床标准化诊断字典库的开发经验，2016年初，在医院领导的支持、医务科和各临床科室的积极配合下，病案室又着手开发临床标准化手术分级分类字典库，同样装载到电子病历系统中，供临床医师使用。字典库可方便临床医师准确地定义手术级别，使物价收费名称与手术操作名称同步，进一步规范医师的诊疗行为，为提升专科医疗服务能力提供数据支持。

三、小结

按病种分值付费制度在区域内总额控制下实行"相对"分值的核算，通过总额控制与点数法的有机结合，有效促进同区域内医疗机构之间的良性竞争，鼓励医疗机构通过提供更好的技术和服务，扩大自身的覆盖半径，从而更好地争取医保份额。中山市人民医院作为定点医疗机构，实行中山市按病种分值付费制度已超过8年。它在充分理解新医保支付制度的基础上，不断探索更加科学、合理的医院管理办法，总结经验，主动适应医保支付方式改革，提出将"用最短的时间、最少的费用治好病"作为新医改支付方式下的诊疗导向和将在按病种分值付费制度下"向质量、技术、成本要效益"作为管理理念。通过提高诊疗技术、优化诊疗方案实现核心技术的提升，提高诊疗效率；通过提高医疗质量、促进合理用药、减少院内感染保障医疗质量，提高诊疗效率；通过选择性价最优的药品及卫生材料实现成本节约。

新医改形势下，中山市人民医院坚持医院发展定位、遵循国家医疗改革政策、把握医保支付方式的发展趋势，与时俱进，对医院管理作出适应性调整，实现医院的高效可持续发展。

（本节撰写人：袁勇、周小雕）

第三节　清远市人民医院案例

清远市人民医院前身为始建于 1939 年的平民医院，1988 年随着清远撤县建市升格为地市级综合医院，1995 年成为国家首批三级甲等医院，1998 年获得卫生部颁发的全国百佳医院称号，2015 年成为广州医科大学附属第六医院、第六临床学院。20 世纪 90 年代因创立优质高效低耗医院管理模式，成为当时全国医院改革的一面旗帜，先后荣获全国文明单位等省级以上荣誉 30 余个。目前，医院总建筑面积 22.3 万平方米，编制床位数 2560 张，实际开放床位 1780 张；有 1 个院士工作站、3 个国家级诊疗基地、12 个广东省临床重点专科、11 个国内外大学合作平台；共设临床、医技、科研科室 56 个，在岗员工 2705 人，其中研究生导师 46 人，医学博士 65 人。2017 年门急诊量 180.23 万人次；出院病人 8.44 万人次；手术量 5.98 万台次。

自清远市实行《清远市医疗保险定点医疗机构住院费用按病种分值结算实施办法》以来，市社保局明确对医保费用控制良好的医疗机构实施超额结算奖励，对医保费用增长过快的医疗机构实施不足额结算处罚。2016 年，该院医保费用控制良好，获市社保局奖励超额结算 984 万元。2017 年，市社保局奖励该院 1700 万元。

一、实施背景

《关于印发公立医院改革试点指导意见的通知》（卫医管发〔2010〕20 号）提出"完善医疗保障支付制度改革。完善基本医疗保障费用支付方式，积极探索实行按病种付费、按人头付费、总额预付等方式，及时足额支付符合医疗保障政策和协议规定的费用"，明确了按病种付费等医疗保障支付制度改革的方向。

清远市自医疗保险启动以来，主要实施按人头定额付费结算办法。2011 年以后，清远市完成城乡居民医疗保险制度整合。2012 年始，随着医疗保险参保人的增加和医疗保险待遇的提高，参保人医疗需求不断增加，过度医疗现象日趋严重，基金的安全也受到了严重的挑战，清远市城乡居民医保当期基金出现"收不抵支"情况。为确保医疗保险制度可持续发展，有效控制医疗费用不合理增长，解决医保基金"收不抵支"等问题，清远市 2014 年 1 月 1 日起实施总额控制下的按病种分值付费办法，并先后出台《医疗保险定点医疗机构住院费用按病种分值结算实施办法》《医疗保险病种分值结算医院系数确定办法》《医疗保险病种分值结算病种分值确定办法》《住院病种分值库及诊治编码库》等文件。

清远市医保费用按病种分值付费制度的原则是：遵循"以收定支、收支平衡、略有结余"的基本原则，确定基金付费总额；病种分值按第一诊断及相应诊治方式决定；实行总额控制、病种赋值、分月预付、年度结算的支付方式；年终结算按基金付费总额及全市病种分数总和进行。该制度实质上是一种简化版的 DRGs 付费制度。

医保按病种分值付费制度兼顾了病人、医院、医保机构等各方面的利益，可以起到合理控费、保证质量和提高管理水平的效果，同时对医院管理带来挑战，倒逼医院管理变革，促进医院管理、经济管理、信息管理等发展，加强临床路径、成本核算、绩效管理、数字化医院等先进管理方法的应用。近年来，清远市人民医院以按病种分值付费为抓手，转变管理理念，强化精细化管理，加强全程监管，规范医疗行为，较好地落实了该制度，取得了一定成效。

二、主要做法

（一）统一思想，提高认识

按病种分值付费是国际上通行的做法，有国家政策依据，有清远市现实的需要，且符合该院长期坚持的运营战略，必须积极参与，顺势而为。为此，该院组织全院重温医者"尽我所能，为身心受到折磨的患者提供关爱和帮助"的初心，强化"以人民健康为中心，一切为了人民健康"的办院宗旨教育，以按病种分值付费为契机，进一步统一思想，提高认识，落实在保障安全、质量和提供优质、便捷服务的前提下，合理控制患者医疗费用，同时设法降低医院运营成本，提高运营效果的运营战略，围绕"质量、安全、服务、效率、效益"这一医院发展的永恒主题，注重"学科建设、舒心服务、降耗增效"，加强精细化管理，加快将该院建设为一所有良知、有温度、有爱心，行业认可、百姓满意、员工自豪的粤北医学中心。

（二）加强领导，明确职责

院长亲自抓按病种分值付费制度的落实工作。年初依据社保局的控制目标及医院的规划，制定医院控制目标。根据全院的总体目标，分解目标责任，制定临床科室的责任目标。医院与全院各临床科室签订目标责任书，临床科主任担任第一责任人，在保证医疗质量的前提条件下，将住院次均费用的增长幅度控制在合理范围内。目标责任书明确了有关原则，如住院次均费用年增长率的限额、科室医保住院次均费用计算办法、年终结算社保局未足额支付处理办法等。医院加强对按病种分值付费制度的监督执行，落实情况与绩效挂钩。

（三）建章立制，真抓实干

加强医院医保办公室建设，配备精干人员，熟悉掌握医保政策规定，以"控制医疗费用不合理增长"为切入点，加强医疗质量管理，合理控制医疗费用，长效管理、注重实效。设置一名专职人员负责医保病案首页质控以及匹配诊疗方式工作。明确工作流程，规范从医保患者入院、医生完成病案到诊疗方式上传社保系统的整个住院流程。建立相关制度，并先后制订、修订、补充、规范了医保考核方案、患者参保身份识别管理方案、参保患者知情同意书管理方案、医保病人转院管理方案等制度。

（四）强化培训，掌握政策

针对清远市实行按病种分值付费的医保新模式，组织医护人员强化培训，让每一名医护人员都能熟悉并掌握市及医院的医保政策及相关管理规定。按病种分值付费制度中，医院病种分值的信息来源于病案首页，如实规范地填写病案首页才能获得合理的病种分值，病案首页第一诊断填写不规范或漏填操作可能会造成分值大幅减少。为此，医院硬性要求临床科室组织科内人员认真学习医保相关文件及病案首页填写规范，要求熟知各科室排前三十位的诊断分值，要求临床科室主任每月抽查30至50份已完成编码的病案，确认编码的准确性。

（五）加强信息化建设，助力医保管理

经过多年的建设发展，医院信息化发展方向已从以临床诊疗信息为主逐步转变到以数据集成、移动医疗、智慧医疗建设为主，逐步建成了从院内服务到便民服务的综合性医院信息系统。在医保管理方面，主要使用广东省医保管理系统，并结合医院实际加以完善。

（1）开发信息提醒功能，针对临床常见漏填的操作和病因诊断，在病历系统中加入提醒功能。如患者的医嘱有机械通气、血液透析等相关收费项目，在医师填写病案首页时系统会弹框提醒，避免了漏填。

（2）建立医保结算数据分析制度，每月统计分析医保数据，逐条反馈，跟踪整改，加强沟通，合理控制医保费用增长。

（3）通过信息化手段加强医保质控，结合医院质控系统及临床路径管理系统，强化数据的统计分析功能，除了对各项质量指标进行监控考核，还将医保经办机构考核的各项指标纳入监控考核，应用考核奖惩制度促进科室的规范化、目标化管理。

（六）主动参与，积极沟通

与市医保管理部门建立良好的互动机制，发挥医院专业优势，积极主动参与按病种分值付费制度的制定和完善，发现制度存在不合理的情况及时向社保部门反映，并协助社保部门修订及完善按病种分值付费制度。例如，针对2014年清远市城乡居民医保出现"收不抵支"的情况，医院对周边地区进行调查，发现清远市医保个人筹资标准偏低是原因之一，市社保局调查核实后，根据国家政策提高了城乡居民医保的筹资标准；第一版住院病种分值库实施后，医院积极收集实践过程中出现的问题并及时向市社保局反映；在制定第二版住院病种分值库时，市社保局抽调医院医保及病案工作人员协助，对分值库做了相应调整完善。经过多年磨合，医院已与市社保局建立了良好的互动机制，建立了相互尊重、相互理解、相互支持、及时有效的谈判机制。

（七）加强精细化管理，提质降耗增效

1. 实施全口径预算，提升运营效果

要做好按病种分值付费工作，控制费用、降低成本是关键，而全面预算管理是对经营管理事前、事中、事后的全过程的控制，是实现成本控制最为有效的手段。医院自20世纪90年代起开始进行预算管理。2010年起，由院长主持、分管副院长具体负责，开始实施全面预算管理。经过不断完善，至2013年已建立起一套完整的全面战略预算体系，实现了全口径预算管理，医院全部收支均纳入预算管理，所有部门共同参与，各负其责，严格执行相关预算管理制度，以科学合理、近乎苛刻的预算作为指挥棒，对医院进行规范化、标准化管理。每年年初职代会通过的预算指标，由预算委员会办公室分解下达到各部门，并签订目标责任状；财务部门对预算执行情况实时跟踪监控，对执行偏离情况进行预警分析；院办对执行情况进行督办；预算委员会于年中组织分析总结，动态调整，年终对预算执行情况进行考核，将其与绩效挂钩。多年来，通过对战略预算控制持续改进，该院实际执行与预算日趋吻合，2017年医院门急诊人次、

住院人次、业务收入、业务成本预算的完成率分别为 100.13%、101.92%、99.60%、97.95%。2017 年 7 月《健康报》头版对该院预算管理下的全成本控制进行了专题报道。全口径预算的实施，为该院做好按病种分值付费工作打下了坚实的管理基础。

2. 实行全成本核算，强化成本控制

该院实行严格的全成本核算，将成本控制与绩效考核直接挂钩，建立控费长效机制，着重对人均住院医疗费、药品费、卫生材料费、人员经费等进行控制。每月横向、纵向对比科室各项指标，运用结构分析法、趋势分析法、本量利分析法等方法分析，把结果与绩效考核挂钩。

（1）控制年人均住院医疗费。

每年制定医院预算时，将患者年人均医疗费增长率作为限制性指标（如 2017 年的指标为增长≤5%），纳入质控并与科室绩效挂钩。

（2）控制药品费及卫生材料费。

一是坚持合理诊疗，能用国产的、便宜的药和耗材治好病的，不用进口的、昂贵的；二是建立临床药师制度，规范临床用药；三是制定年度药占比控制性指标，加大考核力度，将药占比完成情况与绩效挂钩；四是发挥纪检监察作用，业务主管科室每月将极不合理的药品及卫生材料费用增长相关数据及分析交由院纪委、内审科进一步处理。

全国合理用药监测办公室《全国合理用药监测系统关于监测点医院 2016 年数据上报质量评比通报》显示，该院 2016 年合理用药数据质量评比各项指标均为满分，合理用药质量评比全优。

（3）合理支出人力成本。

一是因需设岗、以岗核编；二是实施分级分类岗位管理，将员工分为医院特需的高级人才、核心员工、辅助岗位员工、工勤人员、培训学员等类别，每类人员再分级，实行同工同酬；三是引入现代科技，减员增效，注重借助信息化手段进行流程再造和引进自动化设备，在提高质量、服务、效率的同时，大幅降低人力成本。例如，自动摆药机、自动包药机、自动排药机、轨道物流、智慧药柜等设备的引进和静配中心的建设，不但使该院药事管理科的服务能力和质量上了一个新台阶，而且将员工总数限制在 102 人（其中临床药师 13 名、审方药师 48 名、调剂师 41 名），为标准的 63.7%。

3. 强化质量安全管理，建立风险防控机制

（1）建立院、科、个人三级医疗质量与安全管理体系，建立医疗风险防

控机制，保障医疗安全，降低医疗风险。2015 年，该院风险防控工作被评为国家卫计委"寻找最佳医疗实践——改善医疗服务行动计划全国医院擂台赛"全国十大最有价值案例；2016 年，该院获得广东省医学科学技术研究基金项目。

（2）设立医疗风险防控科，建立以内外妇儿危重 5 名片区专家为核心的全面风险防控团队，多途径发现、挖掘医疗风险来源。实施老专家"分片区、走动式"管理及多学科联合诊疗，减少 95% 的风险事件向不良事件的转化。

（3）实行医疗风险分级干预。制订完善的《医疗风险管理方案》对风险事件进行分片区、分级干预，鼓励风险事件上报，对上报三级或以上风险事件给予奖励。2017 年上报风险病例 1103 例，其中三、四级以上风险病例占比约为70%。由于应对及处置得当，过错性投诉件数占比呈逐年下降趋势，2013—2017年占总诊疗人数的比例分别为 0.25%、0.24%、0.21%、0.17%、0.08%。2012年至今，未发生重大恶性医闹事件。

（4）逐步引进与运用 PDCA、QCC、RCA、项目管理及日常 5S 等质量管理改进方法及工具，在员工中全面树立持续改进的理念，推进安全与质量管理。2015 年开展持续质量改善主题 88 个，2016 年开展 102 个，2017 年开展 127 个。CD 型病例占比及三、四级手术逐年增加，2017 年分别为 52.28%、48.66%，住院危重患者抢救死亡率、住院手术死亡率、院内感染指标逐年下降，医院 DRGs医疗安全指数各项指标均优于广东省三级医院平均水平。

（5）以临床路径为抓手规范临床诊疗行为，涵盖全院各临床科室（ICU 病区除外）。2017 年全院已实施临床路径管理的病种共 258 个，临床路径管理率达48.49%，高于全省平均值（30%）。临床路径入径率 86.1%，完成率 94.9%，达到国家规定（入径率≥50%，完成率≥70%）。单病种管理数 11 个（国家卫计委公布的第一、二、三批单病种全部开展）。

（6）设置床位管理中心，建立"全院一张床"管理模式，全面开展床位调配工作。合理设计、优化病人从门急诊就诊至入院服务流程，制定、优化住院病人入院及转科规则，有效解决收治困难问题，减少病人入院候床时间，提高床位使用率，降低平均住院天数。

4. 强化绩效考核，提升管理内涵

公立医院绩效考核是促进医院管理水平提升、转变运行机制、提高内涵质量的有效手段。该院坚持将绩效管理作为推动医院工作的总抓手，充分发挥自身管理优势，始终坚持围绕以公益性为导向的考核评价体系，突出功能定位、职责履行、社会满意度、费用控制、运行绩效、财务管理等指标，有效落实绩效考核的各项工作。同时，通过绩效考核评价的常态化，不断提高管理的科学化、规范化、精细化水平，全面提升医院管理内涵以及患者和社会满意度，形成了良性循环的绩效考核管理机制。

2017年底该院开始进行绩效分配改革尝试，在广东版DRGs绩效分析系统的基础上进行完善后，用DRGs分值替代住院工作量计算基础绩效工资，再用平衡计分卡进行考核，以促进临床科室提高学科发展水平。用DRGs替代工作量作为主要考评指标，反映了科室的技术复杂程度和学科发展水平，可有效避免部分科室为医保控费达标只收轻症病人的情况。

三、取得成效

（一）住院次均费用平均年增长率明显下降

2011—2014年度该院城镇职工医保、城乡居民医保住院次均费用平均年增长率分别为3.33%、6.92%，2014—2017年度分别为1.20%、4.57%，年增长率较之前明显下降。其中，2017年住院次均费用10745元，为全省同级医院平均水平的70%。

（二）有关指标不断优化

（1）CD型病例占比逐年上升。2014—2017年度该院CD型病例占比分别为21.36%、34.33%、48.22%、52.18%。

（2）三、四级手术占比逐年上升。2014—2017年度该院三、四级手术占比分别为35.91%、36.40%、48.26%、48.66%。

（3）平均住院日稳步下降。2014—2017年度该院平均住院日分别为8.93、8.73、8.54、7.44天。

（4）药占比逐年下降。2014—2017年度该院药占比分别为33.74%、32.73%、30.38%、27.82%。

（5）人力成本占支出比逐年增长，从2012年的31.67%增长至2017年37.63%。目前该院核心员工的薪酬水平已达到珠三角地区三甲医院的中上水平，辅助员工的薪酬水平比当地同工种薪酬水平高10%~20%，有效实施了医院的人才带动战略，推动了医院的业务发展。

（6）2014—2017年边际效益率为16.57%~17.47%。

（三）医院管理水平与综合实力不断提升

（1）中国地级城市医院排名逐年上升。从 2013 年的全国第 91 名上升至 2017 年的第 55 名。

（2）省公立医院综合绩效考评始终位居前三甲。在围绕"质量、安全、服务、效率、效益"开展的广东省公立医院综合绩效考评中 2015 年排第 3 名、2016 年排第 2 名、2017 年排第 2 名。

（3）高水平医院建设成效初现。2018 年初申报广东省高水平综合医院专家评分进入前 20 名，在广东省含广州、深圳 21 个地级以上市的人民医院中位居前列。

（4）人才建设效果良好。在 2018 年初省卫计委主导的首届广东省杰出医学人才评审中，有 7 人上榜。

（5）改善医疗服务取得成效。荣获省卫计委、省中医药局和国家卫计委颁发的"2017 年改善医疗服务示范医院"称号。

（6）在中国医院信息互联互通 2017 届排行榜中以第 98 名跻身百强行列。

四、存在问题

（1）在诊断过程中，部分科室有向分值高的病种诊断攀升的倾向。

（2）少数科室存在选择低风险人群入院，不愿接收疑难重症病人的情况。

（3）部分科室因收入减少，被迫取消某些成本高，但社会又确实需要的临床服务项目。

（4）少数科室存在服务质量下降、工作积极性不高、技术进步缓慢等问题。

五、建议

（1）按病种分值付费制度离国际先进水平存在差距，需要进一步探索和完善，制定 DRGs 本土化版本，最终实现 DRGs 付费。

（2）加强信息化建设，医保信息系统与医院信息化系统建设应互动发展。

（3）应进一步健全与完善医保考核体系。

（本节撰写人：周海波、卓战鸣）